ICONOGRAPHIE PHOTOGRAPHIQUE

DES

MALADIES DE LA PEAU

ICONOGRAPHIE PHOTOGRAPHIQUE

DES

MALADIES DE LA PEAU

PAR

G. H. FOX

PROFESSEUR DE CLINIQUE DERMATOLOGIQUE AU COLLÈGE DES MÉDECINS ET DES CHIRURGIENS, A NEW-YORK,
CHIRURGIEN DU DISPENSAIRE DE NEW-YORK,
MEMBRE DE L'ACADÉMIE AMÉRICAINE DE MÉDECINE

Traduction par le Docteur HOLMAN

QUARANTE-HUIT PLANCHES D'APRÈS NATURE, COLORIÉES A LA MAIN

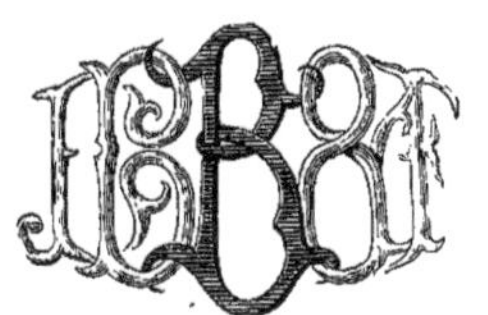

PARIS

LIBRAIRIE J.-B. BAILLIÈRE ET FILS

19, Rue Hautefeuille, près du boulevard Saint-Germain

NEW-YORK	MADRID
E. B. TREAT	BAILLY-BAILLIÈRE
805, Broadway	Plaza Santa Ana, 10

1882

AVANT-PROPOS DU TRADUCTEUR

L'*Iconographie photographique des maladies de la Peau*, par le Dr G. H. Fox, a obtenu en Amérique un grand et légitime succès, grâce à la haute valeur scientifique et artistique des planches photographiques.

Les planches sont bien choisies; elles donnent une idée très satisfaisante des lésions qu'on a voulu représenter, si bien qu'il est toujours facile de porter un diagnostic d'après la peinture, et que le praticien, qui a vu le cas pathologique sur le vivant, peut l'avoir toujours présent sous les yeux, pour les besoins de sa pratique journalière.

Cette traduction a été faite fidèlement; nous avons cru devoir, dans quelques notes courtes et précises, donner des éclaircissements sur des médicaments moins connus en France qu'en Amérique et permettre ainsi au médecin de suppléer aux indications thérapeutiques.

Nous avons ajouté la synonymie : au milieu des classifications nombreuses qui ont été présentées, il y avait intérêt à retrouver les noms sous lesquels M. le professeur Hardy ou M. le docteur Bazin ont décrit une maladie, décrite sous un autre nom par l'auteur américain.

Enfin, comme addition à la présente édition de l'*Iconographie photographique des maladies de la Peau*, nous citerons une table alphabétique très complète, qui guidera le lecteur pour la recherche de l'affection qu'il désire étudier.

J.-B. Holman.

Paris, 15 mai 1882.

PRÉFACE DE L'AUTEUR

L'étude des maladies de la peau, sans observations et sans planches coloriées, est aussi impossible que l'étude de l'ostéologie sans os, ou de la géographie sans cartes. Quelque clair ou pratique que soit un traité, il ne remplacera jamais la vue ou la représentation matérielle des objets dont il fait la description.

Un cours systématique d'études cliniques n'est possible que dans les grandes villes; le médecin éloigné de ces centres scientifiques est cependant appelé à traiter, parmi sa clientèle, les formes les plus rares des maladies de la peau. Comme le succès dans le traitement de ces affections dépend en grande partie de la sûreté du diagnostic, la valeur d'une série complète de planches bien exécutées est en dehors de toute discussion.

Depuis ces derniers temps, l'intérêt toujours croissant qu'inspire l'étude de la dermatologie a fait sentir le besoin de planches qui représentassent les différentes maladies de la peau. Utiles pour montrer le siège caractéristique et la configuration des diverses affections de la peau, les photographies manquent généralement d'un élément essentiel de diagnostic, le coloris; ou bien, si elles le possèdent, elles ont été le plus souvent défigurées par un barbouillage affreux, fruit de l'incurie ou de la maladresse. Les lithographies coloriées, dans beaucoup de cas, manquent de fidélité, sous le double rapport de la forme et de la couleur.

Dans la série des planches que nous offrons au corps médical, on s'est servi d'un procédé nouveau : la reproduction des gravures sur des négatifs photographiques. Ces planches possèdent non seulement la netteté des détails et l'éclat des photographies ordinaires, mais elles ne se détériorent pas comme celles-ci, sous l'influence du temps et de la lumière. Les négatifs, qui ont servi à la production des planches de cet ouvrage, ont été choisis avec soin parmi un très grand nombre, dont la plupart ont été faits sous la direction immédiate de l'éditeur. Quelques-uns proviennent d'autres sources. Le coloris a été confié à un artiste habile, ancien médecin, particulièrement apte à ce genre de travail, ayant étudié avec soin les maladies de la peau à l'hôpital général de Vienne.

Le texte qui accompagne les planches est destiné à appeler l'attention sur les *caractères diagnostics* des diverses affections de la peau, et de suggérer quelques idées pratiques sur leur *traitement*.

Les observations ont été, en général, très abrégées. Il ne nous a paru utile de donner beaucoup de détails, que dans les cas où ils présentaient un intérêt particulier.

Plusieurs planches possèdent une double photographie sur la même affection. Nous avons pu ainsi montrer les différentes phases ou périodes de la maladie.

L'auteur s'est proposé de représenter, dans cet ouvrage, presque toutes les maladies de la peau, à l'exception des syphilides; de montrer leurs caractères *avec une exactitude photographique* et de colorier ses planches avec le plus grand soin, afin de les rendre aussi vivantes que possible. Les manifestations de la syphilis sont si importantes et si variées, qu'une ou deux illustrations auraient été insuffisantes. Il nous a paru à propos de réserver l'étude de cette question pour un second ouvrage, et de faire, dans celui que nous présentons à nos lecteurs, un examen à peu près complet des maladies de la peau étrangères à la syphilis.

G. H. Fox.

CLASSIFICATION & NOMENCLATURE DES MALADIES DE LA PEAU

Classe I. Affections glandulaires.
— II. — inflammatoires.
— III. — hémorrhagiques.
— IV. — hypertrophiques.
Classe V. Affections atrophiques.
— VI. — néoplasiques.
— VII. — nerveuses.
— VIII. — parasitaires.

Classe I. — Affections glandulaires.

A. Sébacées.

1. Séborrhée. (a) huileuse. (b) sèche.
2. Comédon.
3. Miliaire.
4. Kystes sébacés.

B. Sudoripares.

1. Hyperhydrose.
2. Anhydrose.
3. Bromhydrose.
4. Chromhydrose.
5. Dyshydrose.
6. Sudamina.

C. Du Derme.

1. Sclérème.
2. Sclérodermie.
3. Morphée.
4. Eléphantiasis.
5. Rosacée.

D. Des Cheveux.

1. Hypertrophie. (a) partielle. (b) générale.
2. Nævus pileux.

E. De l'Ongle.

1. Onychogryphose.
2. Onychauxe.

Classe II. — Affections inflammatoires.

1. Rougeole.
2. Rubéole (Rothëln).
3. Scarlatine.
4. Variole.
5. Varicelle.
6. Vaccine.
7. Erythème. (a) simple. (b) exfolié.
8. Intertrigo.
9. Erythème multiforme (ou E. exsudatif). (a) papuleux. (b) tuberculeux. (c) circiné. (d) noueux.
10. Urticaire.
11. Dermite. (a) calorique. (b) vénéneuse. (c) traumatique.
12. Eczéma. (a) érythémateux. (b) papuleux (ou lichen simple). (c) vésiculeux. (d) pustuleux (ou impétigo). (e) ichoreux (ou E. rouge). (f) squameux.
13. Pityriasis.
14. Dermite exfoliative.
15. Psoriasis.
16. Lichen æstival (ou lichen tropique).
17. Lichen planus.
18. Lichen ruber.
19. Lichen scrofuleux.
20. Prurigo. (a) doux. (b) féroce.
21. Herpès. (a) facial. (b) progénital.
22. Zona.
23. Hydroa.
24. Pemphygus. (a) vulgaire. (b) foliacé.
25. Pompholyx.
26. Acné. (a) vulgaire. (b) indurée.
27. Sycosis.
28. Porrigo.
29. Ecthyma.
30. Pustule maligne.
31. Erysipèle.
32. Furoncle.
33. Anthrax.
34. Ulcère.
35. Onychie.

Classe III. — Affections hémorrhagiques.

1. Purpura. (a) simple. (b) papuleux. (c) rhumatique. (d) hémorrhagique.
2. Scorbut.
3. Hémathydrose.

Classe IV. — Affections hypertrophiques.

A. Du Pigment.

1. Lentigo.
2. Chloasma.
3. Melanoderme.
4. Nævus pigmentaire.
5. Maladie d'Addison.

B. De l'Épiderme et des Papilles.

1. Callosité.
2. Claveau.
3. Verrue.
4. Molluscum.
5. Cornes cutanées.
6. Kératose pileux.
7. Ichthyose.

Classe V. — Affections atrophiques.

A. Du Pigment.

1. Albinisme. (a) général. (b) partiel.
2. Leucodermie (ou vitiligo).
3. Canitie.

B. Des Cheveux.

1. Alopécie.
2. Alopécie circonscrite.
3. Trichorexis noueuse.

C. Du Derme.

1. Atrophie de la peau. (a) propre. (b) linéaire. (c) maculeuse.
2. Atrophie sénile.

D. De l'Ongle.

Atrophie des ongles (onychatrophie).

Classe VI. — Néoplasmes.

A. Du Tissu connectif.

1. Chéloïde.
2. Fibrome.
3. Xanthome.
4. Névrome.

B. Des Vaisseaux.

1. Nævus vasculaire.
2. Angiome.
3. Télangiectasie.
4. Lymphangiôme.

C. Du Tissu de granulation.

1. Lupus.
2. Scrofulides.
3. Syphilides.
4. Lèpre (a) tuberculeuse. (b) maculeuse. (c) anesthésique.
5. Rhinosclérome.
6. Epithélioma.
7. Sarcome.

Classe VII. — Affections nerveuses.

1. Prurit.
2. Dermatalgie.
3. Hypéresthésie.
4. Anesthésie.

Classe VIII. — Affections parasitaires.

A. Parasites végétaux.

1. Favus (ou Teigne faveuse) — (Parasite — Achorion).
2. Trichophytie (ou teigne trichophytine). (a) de la tête. (b) de la barbe. (c) du corps. (d) crurale. (e) des ongles. (Parasite — Trichophyton).
3. Chromophytose (ou teigne versicolore). (Parasite — Microsporon).

B. Parasites animaux.

1. Gale (Parasite — Acarus scabiei).
2. Phthiriase (ou Pédiculose) de la tête. (Parasite — Poux de la tête)
3. — — du corps. — du corps
4. — — du pubis. — du pubis

TABLE DES PLANCHES

COMÉDON

SYNONYMIE. — *Acné punctata*, *Puncta mucosa* (Darwin). — *Varus comedo*, Varus vermiforme (Alibert). — Acné ponctuée (Hardy).

OBSERVATION. — C. D., âgé de seize ans, américain ; le malade fréquente le dispensaire de New-York. C'est un exemple typique du tempérament lymphatique. Santé bonne. Le malade a des habitudes de désordre. La peau du visage est épaisse, dure et empâtée, la circulation lente et la sécrétion des glandes sébacées notablement exagérée. Le nez est gros et huileux ; ses parois, de même que le front, sont parsemées de nombreux orifices glandulaires béants. Sur les joues, les comédons sont nombreux et volumineux. Pas de pustules d'acné. Le traitement fut purement local. Pendant la première semaine le malade fit trois visites au dispensaire ; les canaux sébacés furent vidés à l'aide d'un *compresseur à comédons* et d'abondantes lotions au savon. Une amélioration notable eut lieu immédiatement, et au bout de trois semaines, sans autre traitement, le malade fut renvoyé comme étant guéri. J'ai rarement vu un cas si bien caractérisé et présentant en même temps si peu de tendance à la congestion folliculaire.

Le comédon est une affection des glandes sébacées et se présente seul ou associé à l'acné.

Le comédon consiste en une sécrétion exagérée de matière sébacée, qui, en se durcissant, distend les canaux sébacés. La peau peut être passablement lisse et parsemée de nombreuses taches noirâtres, qui indiquent le siège des orifices cutanés des canaux sébacés, ou, comme cela arrive habituellement, de petites papules coniques, surmontées d'un point noir. Cette coloration est due à l'adhérence de particules de poussière à l'extrémité du bouchon graisseux qui remplit le follicule. Chez les malades qui travaillent dans une atmosphère chargée de poussières, et particulièrement chez ceux qui économisent le savon, ces points noirs augmentent en nombre et en volume, jusqu'à ce que la face présente l'aspect d'un tatouage résultant d'une explosion de poudre. Lorsqu'on comprime le comédon, il en sort un corps cylindrique, vermiforme, composé de matière sébacée et de cellules épithéliales.

Cette affection a son *siège* habituel sur le visage, et peut-être un peu moins souvent à la partie supérieure du dos. Assez fréquemment on voit quelques comédons dans la région sternale et sur les côtés du cou. Les glandes sébacées du nez, qui sont nombreuses et à l'état normal assez volumineuses, ne se laissent pas beaucoup distendre. Cependant, presque toujours, on peut exprimer des follicules de l'extrémité et des ailes du nez des cylindres blanchâtres ayant une longueur d'environ trois ou quatre millimètres. On voit également des comédons dans la conque de l'oreille ; dans cet endroit ils sont très adhérents et difficiles à exprimer. Sur le front et les tempes les comédons ne sont ni aussi volumineux ni aussi nombreux que sur les joues. Ils peuvent être mous, blanchâtres, granuleux, et lorsqu'on les fait sortir des canaux sébacés ils se contournent en spirale. Dans les cas où l'affection est ancienne, ils peuvent être plus ou moins durs, d'une coloration jaunâtre, pyriformes et lorsqu'on les comprime à l'aide d'un tube en argent ou d'un compresseur à comédons ils s'échappent en produisant un bruit sec.

Lorsqu'on examine un comédon, on voit qu'il est généralement composé de trois parties : une extrémité noirâtre, correspondant à l'orifice du follicule : une partie jaunâtre, dure, qui correspond au canal glandulaire ; une extrémité molle et blanchâtre, qui représente la sécrétion récente de la glande.

L'examen microscopique de la matière sébacée qui compose le comédon démontre quelquefois la présence d'un parasite appelé *Steatozoon* ou *Acarus folliculorum* (1). Quelquefois plusieurs de ces parasites microscopiques habitent le même follicule. Ils sont parfaitement inoffensifs et existent dans les follicules, sains, aussi bien que dans ceux qui sont distendus par une accumulation de matière sébacée.

Ordinairement le comédon n'exige qu'un *traitement* local; quelquefois il faut avoir recours à un traitement général.

Il s'agit d'abord de vider les canaux glandulaires. Le malade lui-même pourrait pratiquer cette petite opération à l'aide des ongles ou d'une clef de montre. Mais comme la forme carrée du trou de la clef et son extrémité rugueuse pourraient blesser la peau, on a inventé plusieurs petits *compresseurs* à comédons. L'instrument le plus simple est un tube en argent, long de cinq ou six centimètres, arrondi à ses extrémités et du diamètre d'une aiguille à tricoter. On place l'extrémité de ce tube sur le sommet du comédon, et on exerce une pression rapide et ferme; le cylindre sébacé sort sans douleur. Lorsqu'on exprime les comédons situés au niveau des saillies osseuses, telles que les pommettes des joues, le bord de la mâchoire ou du nez, il faut avoir soin d'empêcher le tube de glisser et de déchirer la peau.

Les follicules vidés, on lave le visage avec de l'eau très chaude, pour prévenir la congestion qui pourrait résulter de l'emploi de l'instrument.

On doit prescrire l'usage journalier du savon, afin de stimuler les glandes et d'enlever les matières grasses qui s'accumulent dans les canaux qui ne sont pas suffisamment distendus pour exiger l'emploi du compresseur à comédons. Le savon enlève aussi des orifices folliculaires les nombreuses taches noires, qui, malgré les soins de propreté, défigurent le visage de certains jeunes sujets dont la sécrétion glandulaire est très active.

Lorsqu'il y a tendance à l'inflammation glandulaire et que l'usage du savon l'accentue, on peut baigner le visage avec de l'eau chaude, à laquelle on ajoute un peu de borax ou de son.

Chez les femmes, le savon rend souvent la peau tendue et brillante. Pour y remédier il suffit de la frictionner avec un morceau de flanelle ou de peau de chamois, et s'il y a lieu on applique de la poudre d'amidon ou de lycopode. Comme lotion on peut employer la formule suivante qui est légèrement astringente et qui exerce une action bienfaisante sur la sécrétion glandulaire :

Sulfate de zinc	4 gr.
Eau de fleurs d'oranger	200 gr.

(1) Ou *Demodex folliculorum* (Owen), *Simonea folliculorum* (Gervais). — On y trouve aussi les spores d'un champignon et même la puccinie. (*Trad.*)

VARICELLE

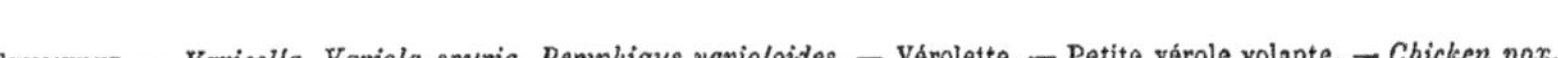

SYNONYMIE. — *Varicella, Variola spuria, Pemphigus varioloides.* — Vérolette. — Petite vérole volante. — *Chicken pox.*

La varicelle est une affection exanthémateuse bien connue, de la première et de la seconde enfance. Le nom suggère une idée de rapport entre cette maladie et la variole. Il existe, en effet, quelques analogies entre elles. Jusqu'au moment où l'inoculation de la variole prévalut en Europe, on considéra la varicelle comme une forme légère de cette maladie, et son histoire fut intimement liée à celle de la variole.

Au commencement du dix-huitième siècle, Lady Wortley Montagu, femme de l'ambassadeur d'Angleterre à Constantinople, eut connaissance des inoculations de la variole que l'on faisait pour diminuer l'intensité et la gravité de cette affection ; elle fit pratiquer l'opération sur ses enfants et la préconisa avec tant de zèle qu'elle parvint à la faire adopter, non seulement en Angleterre, mais dans toute l'Europe. C'est à cette époque que l'attention des médecins fut dirigée sur l'étude de la varicelle, et la question de sa nature spécifique devint importante pour déterminer la valeur de l'inoculation.

Cette innovation rencontra naturellement une vive opposition. Ses adversaires, voyant que les malades, après avoir guéri de la variole inoculée, pouvaient être ensuite atteints d'une affection qu'ils considéraient comme la variole, affirmaient que l'inoculation n'avait aucune valeur prophylactique. Ses partisans, au contraire, déclarèrent que les éruptions vésiculaires et pustuleuses qui se manifestaient quelquefois après la variole, n'étaient pas de nature varioleuse, que c'étaient des affections distinctes, auxquelles ils donnèrent les noms de *varioloïde* et de *varicelle.*

La discussion devint encore plus vive, quand Jenner eut découvert la vaccine.

De nos jours, aucun médecin ne prétend que la varioloïde ou variole modifiée, qui survient quelquefois après la vaccination, soit distincte de la variole. Quant à la varicelle, cependant, la majorité des médecins est d'accord pour affirmer que c'est une affection spécifique distincte.

La varicelle est une affection de l'enfance, on ne la rencontre jamais dans l'âge adulte. Elle se développe rarement, sinon jamais, deux fois chez le même individu, mais elle peut être précédée ou suivie d'une varioloïde. Le sérum contenu dans les vésicules s'inocule difficilement. La varicelle ne met pas à l'abri de la variole, pas plus qu'elle ne modifie la marche de celle-ci quand elle se déclare.

La varicelle se montre à l'état sporadique et épidémique. Dans les grandes villes on la rencontre toujours à l'état endémique ; et les épidémies de varicelle sont beaucoup plus fréquentes que celles de variole.

Certains auteurs croient qu'elle n'est pas contagieuse et affirment que si elle se déclare chez plusieurs enfants d'une même famille c'est par suite d'une influence épidémique. Elle ne paraît certainement pas être aussi contagieuse que les autres exanthèmes. Sur cinq enfants appartenant à la même famille, j'en ai vu trois atteints de la maladie et les deux autres y échapper.

La période d'incubation est plus longue que celle de la variole ou de la rougeole. Pendant cette

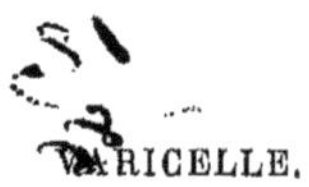

période l'enfant peut être assoupi ; mais généralement l'éruption n'est précédée que d'une légère fièvre de quelques heures, et même très fréquemment l'éruption est le premier signe de la maladie.

Au début elle se présente sous forme de petites macules rouges ou de papules légèrement saillantes, situées sur le tronc, et qui envahissent rapidement la face et les extrémités. En quelques heures une petite vésicule se montre au centre des macules. Sa forme est variable. Elle est tantôt acuminée ou hémisphérique ; son volume varie depuis celui d'une tête d'épingle à celui d'un petit pois. Les vésicules sont disséminées et leur nombre varie considérablement. Elles sont tout à fait superficielles, recouvertes d'une couche d'épiderme très tendue et entourées habituellement d'un petit cercle rouge. Elles contiennent un liquide clair, incolore ou légèrement jaunâtre et alcalin. En cela elles diffèrent des vésicules de sudamina, qui contiennent du sérum acide. Après le premier jour les vésicules deviennent opaques, mais ne suppurent jamais. La fièvre disparaît dès le troisième ou le quatrième jour, à moins qu'il ne se fasse de nouvelles poussées de vésicules, ce qui arrive souvent. — Au bout de deux ou trois jours celles-ci peuvent devenir flasques, par suite de la résorption de leur contenu, ou bien elles se rompent spontanément ou au contact des ongles du malade; alors leur centre se dessèche et se transforme en une croûte jaunâtre ou brunâtre. A cette période, de nouvelles papules peuvent se montrer, mais elles avortent et ne deviennent pas vésiculeuses. Quelques vésicules s'agrandissent à la périphérie et se transforment en bulles, qui s'ombiliquent au moment où elles commencent à se dessécher. Les croûtes tombent au bout de quelques jours ou sont arrachées par le malade. — L'éruption est accompagnée de démangeaisons et de sensations de cuisson plus ou moins vives. Les croûtes tombées, il reste sur la peau quelques taches rouges, circulaires et légèrement déprimées. Les cicatrices persistent quelquefois pendant toute la vie. Elles sont caractéristiques, d'une blancheur et d'une mollesse particulières.

Si l'éruption se montre dès le début de la maladie, le *diagnostic* est facile. Les papules rouges, que l'on voit sur le corps ou le cou de l'enfant le premier jour, ressemblent à des morsures de moustiques. L'apparition des vésicules cependant prouve que l'éruption est une varicelle ou une variole légère à la période vésiculaire. S'il règne en même temps une épidémie de variole, le diagnostic devient très important. Quoique, d'ordinaire, la variole soit une affection beaucoup plus grave que la varicelle, elle peut suivre néanmoins une marche bénigne, ce qui arrive généralement chez les individus vaccinés. Dans ces cas le diagnostic différentiel n'est pas toujours facile. Le tableau suivant présente les signes principaux qui permettront de l'établir :

VARICELLE.	VARIOLE LÉGÈRE OU VARIOLOÏDE.
1. Généralement, elle n'est pas inoculable.	1. Elle s'inocule facilement.
2. Elle atteint les enfants vaccinés depuis peu.	2. Elle ne se développe généralement que longtemps après la vaccination.
3. Elle n'est pas modifiée par une vaccination antérieure.	3. La vaccination la modifie, si elle n'arrête pas son développement.
4. La vaccine réussit après la varicelle.	4. La vaccine ne réussit pas après la variole.
5. La fièvre prodromique est sans importance.	5. La fièvre prodromique dure deux ou trois jours.
6. La fièvre débute en même temps que l'éruption.	6. La fièvre tombe après l'apparition de l'éruption.
7. L'éruption envahit rapidement toute la surface du corps et les vésicules apparaissent dès le premier jour.	7. L'éruption s'étend lentement de la face aux extrémités et les vésicules se développent graduellement.
8. Les vésicules sont superficielles ; leur base n'est pas indurée.	8. Les papules sont profondes et dures.
9. Elle se montre chez les enfants.	9. Elle se manifeste surtout chez l'adulte.

Le *traitement* de la varicelle consiste en des soins judicieux et intelligents.

ÉRYTHÈME CIRCINÉ. ÉRYTHÈME EXFOLIÉ

ÉRYTHÈME CIRCINE

Synonymie. — Érythème annulaire ou centrifuge (Biett).

Observation. — W. R., 34 ans, Américain. Pilote de profession. Ce malade fut présenté à la Société dermatologique de New-York, par le Dr Robert Abbé, et ensuite confié à mes soins. C'était un homme fort et puissant, et paraissant jouir d'une bonne santé. Un examen minutieux fait par le Dr Abbé ne permit de découvrir chez lui aucune trace de syphilis. Il n'avait jamais eu d'éruption sur d'autres parties du corps, et, à part une attaque de rhumatisme peu intense, il n'avait jamais été malade. La langue était naturelle, l'appétit bon, les urines claires ; il était un peu constipé. Il raconta que, six semaines auparavant, une petite tache rouge prurigineuse s'était montrée au centre de la paume de la main gauche, et s'était agrandie depuis. Quelques jours plus tard, deux taches semblables se montrèrent sur la paume de la main droite. Déjà, six mois auparavant, le malade avait eu une éruption semblable, mais moins intense, constituée par deux ou trois taches circulaires, non saillantes, très prurigineuses, situées sur les paumes des mains. Cette première éruption n'avait pas été suivie de desquamation. Ces taches avaient disparu au bout d'un mois environ, et sans traitement. En examinant les paumes des mains, on voyait à leur centre un anneau presque circulaire, violacé. L'anneau situé dans la main gauche (à droite sur la planche) présentait un bord irrégulier ; on aurait dit qu'un ou deux petits anneaux s'étaient réunis, en grandissant, à l'anneau central. Sur la paume de la main droite, il y avait trois petites taches, en plus de l'anneau central, dont deux étaient situées près de ce dernier; la troisième sur le médius, près de sa racine. Ces taches commençaient à prendre une forme annulaire, par suite de la décoloration de leur centre. Les anneaux centraux n'étaient pas saillants quoique le Dr Abbé affirme qu'ils l'avaient été au début. Ce qu'ils présentaient de plus frappant, c'est que leur bord était double : le bord interne était violacé et indiquait évidemment le maximum d'intensité du processus pathologique, le bord externe était blanchâtre, comme si l'épiderme avait été soulevé par un vésicatoire. Les lésions ne présentaient rien de bien remarquable, particulièrement celles qui étaient à leur début. Mais la bande violacée des anneaux centraux devenait très visible, lorsqu'on étendait les doigts de façon à blanchir la peau environnante, ou lorsqu'on frottait fortement les paumes des mains, pendant quelques secondes, avec le coin d'une serviette mouillée. L'éruption était accompagnée de démangeaisons vives et intolérables, mais l'épiderme n'était pas entamé.

On adopta d'abord un traitement purement expectant, mais comme l'éruption ne montrait aucune tendance à disparaître spontanément, comme cela avait eu lieu six mois auparavant, on prescrivit tous les soirs une friction avec du savon noir, suivie de l'application d'une pommade mercurielle. Ce traitement ne parut pas produire d'effet ; deux semaines après que l'on eut fait la photographie, les anneaux continuaient de s'élargir et étaient très prurigineux; on prescrivit du sel de Seignette à l'intérieur et, comme topique, une pommade à l'acide chrysophanique ; l'éruption disparut, après une durée de six semaines.

ÉRYTHÈME EXFOLIÉ (1)

Observation. — Chas. O., 23 ans, Allemand. Portefaix de profession. Le malade avait un teint blême; mais il paraissait néanmoins fort et en bonne santé. Voici ce qu'il nous raconta : Entre 4 et 14 ans, il avait été atteint tous les étés d'une desquamation générale de la peau. Chaque attaque le forçait à garder le lit pendant cinq ou six semaines, et il se rappelle que de larges lambeaux de peau se détachaient de son corps. A la fin de chaque attaque,

(1) L'érythème exfolié diffère de l'érythème scarlatiniforme de M. Hardy en ce que, dans cette dernière affection, la desquamation est légère et furfuracée. (*Trad.*)

la peau épaisse de la plante des pieds se détachait en deux morceaux, l'un sur le devant du pied, l'autre sous le talon. Ses quatre frères et une sœur étaient bien portants, ainsi que le malade lui-même dans l'intervalle des attaques. De l'âge de 14 à 22 ans il jouit d'une bonne santé et, à part une légère attaque à l'âge de 19 ans, son éruption ne reparut pas. Depuis six mois il en a été atteint au moins six fois, et à des intervalles si rapprochés que l'érythème réapparaissait sur le corps avant que la desquamation, résultant d'une attaque antérieure, fût terminée.

Lorsque je le vis pour la première fois (20 janvier), il me raconta que la veille, en se réveillant le matin, il s'aperçut que son corps et ses extrémités étaient rouges, comme cela arrivait habituellement au début d'une attaque. En l'examinant, je vis que le tronc, le cou, les bras et les cuisses étaient recouverts d'un érythème bien marqué. La peau des paumes des mains était sèche et rugueuse, et paraissait en voie de se détacher (résultat d'une attaque qui avait eu lieu, quelques semaines auparavant). Elle se détacha, en effet, quelque temps après, et présenta l'aspect figuré sur la planche III. A l'exception de la face, de la verge et du dos des mains, l'érythème devint général, et fut immédiatement suivi d'une desquamation de l'épiderme. Il provoqua une éruption aiguë de pityriasis sur le cuir chevelu. Le 26 janvier, l'éruption commençait à disparaître ; elle avait été plus intense que les éruptions récentes ; mais moins intense cependant que celles que le malade avait eues dans sa jeunesse.

La peau du corps présentait une teinte rouge foncée, indiquant une congestion veineuse. Sur les cuisses et les fesses, la peau était d'une couleur foncée, et, en l'examinant de près, sa surface paraissait recouverte d'une mince couche de poussière. En y passant rapidement les ongles plusieurs fois de suite, on produisait des lignes blanches, semblables à des raies de craie, et qui devenaient rapidement d'un rouge vif, contrastant fortement avec la teinte livide de la peau environnante. Il n'y avait pas de traces d'urticaire, et cette irritation mécanique de la peau ne réveillait pas de démangeaisons. Les genoux, étant recouverts de squames minces et adhérentes, paraissaient blanchâtres. On voyait de nombreuses plaques de pityriasis sur plusieurs parties du corps.

Le 2 mars, le malade revint avec une nouvelle éruption. L'avant-veille, il avait été bien portant ; cette nuit-là il dormit bien, mais se réveilla le lendemain matin avec une rougeur générale du corps, à l'exception de la tête, des mains et des pieds. La peau était rouge et chaude. Il se plaignait d'une sensation de brûlure, surtout au niveau des plis articulaires. Il se sentit faible pendant toute cette journée et eut quelques nausées ; mais il reposa bien pendant la nuit. Quand il vint me consulter, l'érythème était déjà en voie de pâlir comme couleur ; la coloration ressemblait à celle d'un Peau-rouge, à la tache que l'acide chrysophanique produit sur la peau, ou enfin à sa chemise de flanelle rouge, dont la couleur avait perdu son éclat par suite d'un usage prolongé ; la couleur du corps contrastait fortement avec celle de la figure qui était pâle et blême.

Le 5 mars, la rougeur avait disparu, et là où la peau était naturellement mince, la desquamation avait commencé sur plusieurs points, sous forme de petites élévations siliqueuses de l'épiderme. De ces points comme centres, la desquamation s'étendait au loin, laissant çà et là des plaques de peau normale entourées d'une ligne blanche irrégulière d'épiderme en voie de se détacher.

Le 7 mars, les anciennes plaques de peau dénudées n'existaient plus ; mais seulement des plaques d'épiderme ancien, d'une coloration jaune brun, sales, parsemées d'élévations siliqueuses et quelques petites taches circulaires, d'où la peau s'était détachée. Le malade se sentait bien.

ÉRYTHÈME MULTIFORME

Synonymie. — Érythème exsudatif multiforme (Hebra). — Érythème papuleux (Hardy).

Observation. — C. R., 57 ans. Ce malade, natif de Bohême, appartient au Dr N. G. Mc. Master. Il est tisseur de soie de profession. Il est maigre, son teint est jaunâtre; ses antécédents sont bons. L'éruption fit son apparition huit jours avant de prendre la photographie, sous forme d'une petite tache d'un rouge vif, située sur la partie interne du poignet droit, et accompagnée de démangeaisons. Quelques heures plus tard, une série de taches semblables parurent sur la face interne du bras et de l'avant-bras; plus tard une tache se montra sur la malléole interne du côté droit et s'étendit rapidement le long de la jambe et de la cuisse jusqu'à l'aine. Ces taches étaient plus grandes, d'une coloration plus vive que celles qui siégeaient sur le membre supérieur ; de plus elles étaient accompagnées d'un œdème considérable. Dans la soirée, le côté gauche fut envahi de la même façon. Ainsi, dans l'espace de quinze heures, l'éruption s'était montrée sur la face interne des quatre membres. Les taches étaient circulaires, saillantes et prurigineuses pendant les premières 24 heures; elles s'agrandirent rapidement, et finirent par se réunir. Lorsque le malade fut examiné par le Dr Mc. Master à la clinique du Collège de l'Université, l'éruption présentait de nombreux disques ou anneaux, décolorés, confluents et formant des plaques dont les bords étaient festonnés. Sur l'épaule ces anneaux avaient un diamètre d'environ 7 $^1/_2$ centimètres ; ils devenaient de plus en plus petits à mesure que l'on s'approchait du poignet où leur diamètre était de 2 $^1/_2$ centimètres environ. Les anneaux présentaient une coloration rouge-cramoisi très vif; à leur centre, la peau avait son aspect normal. Sur les membres inférieurs, les plaques étaient plus confluentes, d'une coloration plus foncée.

Comme traitement, on fit coucher le malade, on lui prescrivit une petite dose d'huile de ricin, un régime léger, des lotions avec du vinaigre et de l'eau tiède. En 15 jours, l'éruption commença à décroître ; un mois plus tard elle avait disparu en laissant un peu d'œdème des membres inférieurs, qui persista pendant plusieurs semaines. Le malade m'a dit que l'éruption avait disparu dans le sens inverse à celui dans lequel elle s'était développée. C'est le poignet droit qui guérit le dernier.

Le mot *érythème* indique une congestion pathologique de la peau. Lorsque la rougeur congestive existe seule, l'érythème est *simple*. Lorsqu'elle est accompagnée d'une exsudation plastique particulière, on l'appelle *Érythème exsudatif multiforme* (Hebra) (1). Nous employons toujours le nom d'érythème, adopté par Willan; il ne faudrait pas croire pour cela que l'érythème simple et l'érythème multiforme soient deux variétés d'une même maladie ; ce sont deux maladies parfaitement distinctes au point de vue de leur étiologie et de leur pathologie.

L'*érythème multiforme* est une inflammation aiguë de la peau, caractérisée par une exsudation plastique superficielle. Dans cette affection il se forme rapidement soit des papules ou des tubercules, soit des anneaux saillants ou des plaques mal circonscrites. L'aspect variable de l'éruption a permis à certains auteurs d'en décrire plusieurs variétés cliniques ; mais ces variétés ne reposent que sur des apparences extérieures. L'*érythème papuleux*, qui pourrait être pris comme type de l'affection, est la variété la plus commune ; il se montre principalement sur la face dorsale des mains et à la partie postérieure de l'avant-bras, quelquefois sur le pied et la jambe ; les extrémités inférieures seules sont rarement atteintes. Dans l'*érythème tuberculeux*, les pa-

(1) D'après Hebra, l'*Erythema papulatum*, *E. tuberculatum*, E. annulaire, E. iris et *E. gyratum* sont simplement des formes de l'E. multiforme à ses différentes périodes, l'aspect variant selon que la maladie est à son début, à la dernière période de son évolution, ou à peu près disparue. (*Trad.*)

pules sont seulement plus grandes et plus dures. Leur sommet est quelquefois blanchâtre et présente l'aspect d'une bulle remplie de matière gélatineuse. Dans un cas que j'ai observé les doigts étaient le siège de tubercules, d'une coloration foncée, comme hémorrhagique. L'*érythème annulaire* est caractérisé par une grande papule aplatie dont le centre est déprimé; dans quelques cas rares, la papule est entourée d'un ou de plusieurs anneaux concentriques; sa coloration n'est pas uniforme; d'où lui vient le nom d'*érythème iris*. On donne le nom d'*érythème marginatum* à une éruption caractérisée par des plaques diffuses, à bords saillants nettement définis, et souvent festonnés, par suite de la réunion de plusieurs petites plaques. L'*érythème noueux* est caractérisé par une ou plusieurs plaques saillantes et douloureuses qui paraissent sur les membres ou ailleurs. Quoique cette forme se montre souvent seule, et soit décrite comme une maladie distincte de l'érythème multiforme, je l'ai vue une fois coïncider avec l'érythème papuleux et l'éythème circiné. Dans quelques cas rares, l'éruption devient vésiculeuse et même bulbeuse; on lui donne alors le nom d'*herpes iris* et d'*hydroa*.

Au début, et quelle que soit sa forme, l'éruption est située sur une peau rouge et œdématiée. Dans l'espace de vingt-quatre heures l'hypérémie environnante diminue; la couleur de l'éruption contraste alors fortement avec celle de la peau normale. La couleur, d'abord d'un rouge vif, devient peu à peu violacée. La maladie dure de une à six semaines suivant l'intensité de l'exsudation, en moyenne de deux à trois semaines dans les cas ordinaires. Souvent les plaques se développent par poussées successives. Chez quelques individus, l'éruption réapparaît à certaines époques de l'année. Le début de la maladie est souvent accompagné de quelques accidents généraux, de malaise, d'un peu de fièvre, et, d'après mon expérience, d'une sensation de brûlure et de démangeaisons. D'après la plupart des auteurs ces symptômes sont généralement insignifiants.

Les *causes* de l'érythème multiforme sont peu connues. L'affection se montre surtout au printemps et à l'automne; les changements rapides de la température, si fréquents aux États-Unis, exercent, à mon avis, une grande influence sur son apparition. J'ai remarqué que les émigrés sont très sujets à cette affection. Souvent on invoque la débilité comme étant une cause de l'érythème; mais on ne peut guère l'attribuer, comme l'urticaire, à des erreurs de régime. Il se montre chez les deux sexes, pendant la jeunesse et l'âge mûr.

Le *traitement* devra être expectant et consister essentiellement en des soins hygiéniques. Les bains chauds sont utiles. On y ajoute du carbonate de soude, quand l'éruption est étendue et accompagnée de démangeaisons. Les pommades et les poudres sont inutiles. Lorsqu'au début les symptômes inflammatoires sont très aigus, on peut appliquer sur la peau un linge imbibé d'une préparation plombique.

ECZÉMA UNIVERSEL

SYNONYMIE. — *Eczemata* (Blancard). — *Hydroa* (Sauvages). — Dartre vive (Sauvages). — *Herpes squamosus madidans* (Alibert). — *Herpes miliaris, Lichen ferox, Scabies miliaris, Crusta lactea* (Plenck).

OBSERVATION. — S. J. W., âgé de 37 ans. Chez ce malade, l'éruption parut il y a cinq ans sur l'abdomen. Elle s'était graduellement étendue et pendant un an ou plus avait été générale. Partout la peau était plus ou moins rouge et épaisse, et sur les points où elle n'était pas recouverte de larges écailles comme sur les bras et les cuisses, elle était le siège d'une fine desquamation furfuracée qu'on peut voir dans la planche V sur le dos du malade. Lorsqu'on lui ôtait ses vêtements, il en tombait une véritable pluie de fines squames. A la face interne des cuisses, dans la région axillaire et autour du cou on voyait plusieurs plaques qui, de temps à autre, devenaient humides. Ces plaques étaient le siège de nombreuses excoriations. Les démangeaisons étaient générales et insupportables. On voyait sur la peau plusieurs variétés d'eczéma, l'E. érythémateux, humide et squameux.

On prescrivit d'abord au malade un gramme d'acétate de potasse, trois fois par jour ; de l'onguent de diachylon fut appliqué sur les plaques humides. On lui fit prendre plus tard de l'huile de lin, conseillée par Sherwell ; un demi-litre fut appliqué sur la peau matin et soir.

Sous l'influence de ce traitement, les démangeaisons se calmèrent et la peau devint plus pâle et plus lisse. Quelques semaines plus tard le malade retourna chez lui, et depuis ce moment ne m'a pas donné de ses nouvelles.

L'eczéma est le protée des affections de la peau. Il se présente sous tant de formes variées qu'il peut ressembler à presque toutes les affections de la peau et être confondu avec elles. Il atteint presque toutes les parties du corps et présente certaines particularités suivant son siège, l'âge, la profession, les habitudes et l'état général du malade.

Le terme *eczéma* (de ἐκ et ζέω) signifie inflammation catarrhale de la peau. Une surface humide ou qui tend à devenir humide par suite de l'exsudation d'une sérosité gluante et albumineuse caractérise surtout cette affection. On prétend que l'humidité caractérise toujours cette maladie à un moment donné de son évolution. Mais l'expérience démontre que l'*Eczéma érythémateux* et l'*E. papuleux* peuvent toujours rester secs. Cependant, même ces formes ont une tendance à devenir humides sous l'influence de la moindre irritation locale, et assez souvent, quand l'éruption est très étendue, il existe çà et là des plaques humides quand partout ailleurs l'éruption reste sèche. Souvent les malades viendront vous dire que leur eczéma, qui est à son déclin, au moment où ils viennent vous consulter, a toujours été sec ; l'épaississement de la peau paraît alors être dû à une hyperplasie cellulaire ou à quelque autre cause qu'à une infiltration de la peau par un liquide séreux. Si l'on frictionne la peau en voie de desquamation avec du savon ou un morceau d'étoffe rugueuse, on le détache facilement, et la nature catarrhale de la plaque est révélée par l'apparition de gouttelettes de sérosité à la surface du derme en partie mis à nu. C'est cette exsudation à la surface de la peau qui distingue l'eczéma de l'inflammation simple ou *dermite*.

L'abondance de l'exsudat est variable. Il est quelquefois assez faible pour ne pas être perceptible à la surface ; d'autres fois, au contraire, il est si abondant que l'épiderme disparaît et laisse à nu une surface lisse, rouge et humide. Ses caractères varient aussi. Quelquefois il est plastique et, étant retenu dans les mailles de la peau, y produit un développement de papules, une infiltration et un durcissement du tissu cellulaire sous-cutané. Dans d'autres cas il traverse la couche de Malpighi et soulève la couche cornée en forme de vésicules. A la surface de la peau, l'exsudat est gluant et visqueux, tachant et empesant les linges qu'il imbibe. Chez les individus strumeux ou affaiblis, il devient purulent. Ces modifications de l'exsudat résultent de lésions multiples dont aucune ne peut être considérée comme pathognomonique de l'eczéma. L'affection n'est pas seulement vésiculaire comme le pensaient les anciens dermatologistes ; elle est souvent papuleuse et pustuleuse ; quelquefois même les vésicules font complètement défaut. Lorsque l'exsudat est abondant, le sérum se dessèche et forme des croûtes. La croûte de l'eczéma typique est mince, de couleur foncée, fendillée et permet à l'exsudat de sourdre à travers ses fissures. Elle contient souvent du sang desséché. Lorsque l'exsudat est purulent, les croûtes ont une coloration moins foncée et deviennent plus épaisses par suite de l'addition incessante de la sécrétion. L'exsudat est quelquefois épais, de la consistance de miel, et produit alors des croûtes d'une teinte jaune vif.

L'épaississement de la peau est surtout marqué dans les cas chroniques. Il est dû en partie à une infiltration cellulaire, en partie à l'exsudation d'un sérum plastique dans le tissu aréolaire sous-jacent. Dans les cas aigus et sur les parties du corps qui sont sujettes à la congestion passive, telles que les jambes, il survient souvent un œdème passager qui augmente cet épaississement. Les démangeaisons font rarement défaut ; elles sont généralement très vives chez l'adulte, surtout dans les variétés érythémateuse et papuleuse de la maladie. Elles sont habituellement intenses chez les enfants, mais moins cependant dans cette forme pustuleuse qui atteint si souvent ceux d'entre eux qui sont strumeux.

Le *processus pathologique* consiste principalement en une congestion et une prolifération cellulaire. Quelquefois la congestion est le symptôme prédominant; l'eczéma ne se distingue alors de l'érythème que parce qu'il est accompagné de démangeaisons et de desquamation. Dans la majorité des cas, cependant, ainsi que le microscope le démontre, la peau est le siège de lésions cellulaires. Sous sa forme la plus légère, l'eczéma peut débuter comme une simple hypérémie. La peau s'épaissit légèrement, devient le siège de démangeaisons plus ou moins vives et enfin de desquamation. Habituellement cependant cette hypérémie initiale est suivie du développement de papules, de vésicules ou de pustules. Le prurit et l'exsudation deviennent des caractères saillants et finalement la peau se desquame comme dans le cas précédent. La maladie commence donc toujours par l'hypérémie et se termine par la desquamation. Elle est caractérisée par une surface humide qui peut se recouvrir de croûtes, par un épaississement de la peau par suite d'une infiltration des tissus profonds, par le développement de papules, de vésicules et de pustules, accompagnées de démangeaisons plus ou moins vives.

Le *traitement* de l'eczéma sera étudié aux articles ECZÉMA ICHOREUX et PUSTULEUX et ECZÉMA SQUAMEUX.

ECZÉMA DE LA JAMBE

Observation. — W. H., 25 ans. Le malade est au Dispensaire de New-York. L'éruption, située sur les jambes et le dos des mains, durait depuis un mois. Un cataplasme appliqué la nuit fit tomber la croûte qui avait déjà été en partie détachée par une exsudation sous-jacente abondante ; à sa place on voyait une surface rouge et humide. On prescrivit au malade une potion contenant de l'acétate de potasse ; on appliqua sur les parties malades une pommade à l'oxyde de zinc, étendue sur des linges fins. Une amélioration notable eut lieu, mais la guérison se fit attendre par suite de la négligence du malade et de ses habitudes alcooliques. Au bout de six semaines cependant la peau des jambes était sèche et en voie de desquamation ; on prescrivit alors une potion contenant du sulfate de fer et de magnésie et des applications locales avec un onguent à l'huile de cade.

D'après l'École allemande, l'eczéma est une maladie locale, indépendante de tout vice constitutionnel. Le traitement local par conséquent est le plus efficace. On rejette l'idée des « éruptions rentrées », de leur métastase possible à quelque organe interne ; les rechutes sont attribuées à une perversion locale de la nutrition des cellules, plutôt qu'à un état constitutionnel.

L'École française a toujours soutenu l'origine constitutionnelle de l'eczéma. La diathèse strumeuse, qui en Amérique prend le nom de *rheumic diathesis*, est un terme qui indique un état général dont l'eczéma (ainsi que le psoriasis) n'est qu'une manifestation extérieure. Pour cette école, le traitement local n'a qu'une importance secondaire ; un traitement général seul peut amener une guérison radicale.

Les dermatologistes anglais, bien qu'ils n'acceptent pas cette manière de voir, appuient cependant sur ce fait, que l'eczéma est le plus souvent associé à la goutte, au rhumatisme et à la dyspepsie ; aussi recommandent-ils une combinaison de remèdes internes et externes.

En Amérique ces idées opposées se rencontrent sur un terrain commun ; le temps sans doute nous fera connaître laquelle est la meilleure.

Les *causes prédisposantes* de l'eczéma sont assez mal connues. Il ne manque pas de gens en dehors de la profession médicale qui se contentent de dire que l'eczéma résulte de « la chaleur du sang », « d'humeurs viciées », du scorbut, et même il y a des médecins qui croient que tout est clair du moment qu'ils ont indiqué comme cause de l'éruption un défaut d'assimilation, un trouble de l'innervation, ou quelque diathèse favorite. Nous savons que l'eczéma est souvent associé au rhumatisme, à quelques formes de dyspepsie ; qu'il est aggravé par une mauvaise alimentation, des abus alcooliques, les soucis, les excès de travail, etc. Son association avec la dentition, la gestation, les vers, le diabète a été remarquée si souvent, qu'on a cru qu'il existait quelque rapport entre lui et ces états ; mais il ne faut pas perdre de vue ces faits lorsqu'on est appelé à traiter un cas d'eczéma. S'il n'est pas toujours héréditaire, il a certainement une tendance à se manifester chez ceux qui ont hérité de leurs parents eczémateux d'une peau délicate et facilement irritée, d'une diathèse rhumatismale ou goutteuse.

Les *causes excitantes* sont la plupart locales. Toute cause irritante de nature mécanique ou chimique produira de l'eczéma sur n'importe quelle peau, à plus forte raison s'il existe en même temps quelque cause prédisposante. Des médicaments irritants employés contre d'autres affections de la peau, tels que le soufre dans le traitement de la gale, la pommade mercurielle dans celui du phthiriasis du pubis, provoquent souvent une éruption d'eczéma. Les épiciers, les boulangers, les maçons, etc., sont fréquemment atteints d'eczéma des mains et d'autres parties du corps, lorsqu'ils sont exposés à l'action irritante du sucre, de la farine, de la chaux et de la poussière de brique. L'humidité favorise son développement. C'est pourquoi les enfants et les individus gras sont souvent atteints d'eczéma dans les points où les replis de la peau sont en contact. Les blanchisseuses sont très sujettes à l'eczéma des mains, lequel est souvent incurable, tant qu'elles continuent leur métier.

Pour résumer ce que nous avons à dire sur le *traitement constitutionnel* de l'eczéma, il faut faire tout ce qu'on peut pour améliorer l'état général du malade. Il n'y a pas de règle absolue à suivre. On donnera des toniques quand il en faudra, on réglera l'alimentation, on activera la digestion, on fera cesser la constipation, et l'on rectifiera, si possible, toutes les erreurs d'hygiène. Il n'y a pas de remède spécifique contre l'eczéma, l'on peut même dire qu'aucun remède ne possède une supériorité incontestable dans le traitement de cette affection. On emploie très fréquemment l'arsenic et le plus souvent à tort. Il rend de grands services dans les cas de pemphigus et de psoriasis et dans quelques cas d'eczéma ; mais, comparé à d'autres agents, il est si peu utile dans cette dernière affection, que j'ai rarement l'occasion de le prescrire.

L'utilité des purgations est discutée. Je n'accepte pas la vieille théorie d'une substance morbide dont il faut purger l'économie. Et cependant je dois dire que l'expérience clinique m'a démontré que dans beaucoup de cas d'eczéma aigu ou chronique, particulièrement dans la forme érythémateuse de cette affection, les purgatifs administrés pendan quelques jours de suite produisent une amélioration immédiate et permanente, même dans des cas où un traitement n'a pas été employé ou a échoué. Les diurétiques sont souvent utiles, presque indispensables chez les goutteux et les rhumatisants.

Les eaux minérales alcalines sont efficaces dans la plupart des cas d'eczéma chronique et rebelle. Parmi les sels à base alcaline, l'acétate ou le citrate de potasse, à la dose de un ou deux grammes, sont très utiles. On les fera dissoudre dans une grande quantité d'eau et on les prendra une demi-heure ou une heure avant le repas. Chez les enfants et les adultes débilités, l'huile de foie de morue a une grande valeur, et, lorsqu'il existe de l'anémie ou un défaut de vigueur, on donnera du fer seul ou combiné à d'autres reconstituants.

Les *formes* de l'eczéma seront étudiés aux articles ECZÉMA INFANTILE et ECZÉMA PAPULEUX et le *traitement local* aux articles ECZÉMA ICHOREUX et PUSTULEUX et ECZÉMA SQUAMEUX.

ECZÉMA INFANTILE

OBSERVATION. — W. K., âgé de 7 mois. Clinique des maladies de la peau du Women's Medical College. Lorsque je vis le malade pour la première fois, l'éruption, qui était un exemple typique d'eczéma humide avec croûtes et que l'on rencontre si souvent dans l'enfance, durait depuis six semaines environ. Elle avait débuté sur le cuir chevelu et de là s'était étendüe rapidement sur la face. Elle était accompagnée de vives démangeaisons et d'engorgement des glandes cervicales. La mère était d'une faible santé. Elle avait contracté la syphilis huit ans auparavant, et peu de temps après avait eu deux fausses-couches. L'enfant n'avait été élevé que partiellement au sein ; il faisait ses 3e et 4e dents (incisives supérieures); on conseilla à la mère de couper le lait de l'enfant avec de l'eau de chaux, de cesser de lui laver la figure et d'appliquer sur la peau une pommade à l'oxyde de zinc étendue sur des linges fins, maintenus en place à l'aide d'un masque. L'éruption s'améliora rapidement, mais elle revint bientôt par suite de cessation dans le traitement. On prescrivit alors des frictions avec une émulsion d'huile de lin (au tiers) et une demi-cuillerée à café de cette huile, trois fois par jour, à l'intérieur. Au bout d'une semaine la figure était moins enflammée, moins rouge et plus lisse. L'enfant prit l'huile de lin aussi facilement que l'huile de foie de morue. Il guérit rapidement.

La planche VII montre l'état très enflammé de la peau, parsemée de croûtes jaunes-verdâtres et çà et là une croûte noirâtre où la peau avait été déchirée par les ongles.

Suivant l'exemple de Willan, l'illustre père de la dermatologie anglaise, quelques auteurs ont divisé l'eczéma en eczéma léger (*E. simplex*), inflammatoire (*E. rubrum*) et purulent (*E. impetiginoides*). Cette division est un peu large et indéfinie, et comme beaucoup de cas ne rentrent pas naturellement dans l'une de ces trois classes, elle est peu pratique. Pour guider le praticien dans l'étude de cette maladie, pour faciliter la description et le traitement, il vaut mieux diviser l'eczéma en phases ou périodes par lesquelles l'éruption passe en marchant vers la guérison et de prendre comme base de classification certaines formes cliniques bien caractérisées auxquelles une nomenclature spéciale est applicable.

On reconnaît trois périodes à l'eczéma. La *période initiale* est caractérisée principalement par de l'hypérémie avec une légère exsudation interstitielle et souvent par une éruption de papules, de vésicules et de pustules. Cette période ne dure que quelques jours ou quelques semaines au maximum et fait place à la *seconde* qui est caractérisée par de l'exsudation et des croûtes. Cette exsudation peut être séreuse ou séro-purulente, et les symptômes inflammatoires sont ordinairement bien marqués. L'exsudation superficielle détruit l'épiderme : et lorsque l'exsudat n'est pas mélangé de sang, qui se répand souvent au niveau des excoriations, il se dessèche et forme des croûtes d'une teinte pâle. Cette deuxième période de l'eczéma dure indéfiniment. Mais tôt ou tard l'exsudation cesse, les croûtes tombent en laissant à leur place un épiderme mince de nouvelle formation et alors survient la *troisième période*, caractérisée par de la desquamation et une certaine induration des parties malades. Quelquefois la deuxième période fait défaut, l'éruption passant directement de la première à la troisième. Souvent aussi cette dernière se transforme en la seconde, les parties squameuses deviennent alors de nouveau humides. Très souvent on rencontre les trois périodes sur différentes parties de la peau en même temps. Une plaque humide (2me période) en voie de s'étendre est entourée d'une auréole hypérémique et de vésicules (1re période), tandis qu'une plaque voisine est devenue sèche et squameuse (3me période). Les termes *aigu* et *chronique*, appliqués à l'eczéma, sont utiles pour la description et pour indiquer le traitement, mais il faut se rappeler que ces termes, comme on les emploie vulgairement, ne s'appliquent pas tant à la durée de l'éruption qu'au degré d'inflammation qui l'accompagne. Un eczéma de trente ans pourrait pendant une exacerbation être appelé aigu et être traité comme tel, jusqu'à ce que les symptômes inflammatoires se soient calmés.

Les *formes* cliniques de l'eczéma sont nombreuses; on leur a fabriqué des noms par vingtaines. Avec Wilson, qui est l'auteur qui ait le mieux étudié cette maladie, nous en admettons six variétés qui sont :

1. Eczéma érythémateux (Pityriasis).
2. » papuleux (Lichen simplex).
3. » vésiculeux.
4. » humide (Ichorosum : E. madidans ; E. rubrum).
5. » pustuleux (E. impetiginosum).
7. » squameux.

Les deux premières et la dernière sont toujours sèches (*E. siccum*) ; les trois autres sont plus ou moins humides (*E. humidum*), quoique la surface humide puisse être cachée par une croûte. Ces variétés d'eczéma peuvent être accompagnées de caractères particuliers; tels sont un bord circonscrit, de l'œdème, des tubercules, des fissures, une surface verruqueuse.

On applique le nom d'*Eczéma marginatum* à une plaque érythémateuse ou papuleuse dont les bords sont nettement circonscrits (forme rare). Cette variété se montre souvent dans le pli génito-crural, et pourrait être confondue avec la trichophytose de cette région, dont il est quelquefois une suite.

On emploie le terme *Eczema rimosum* (ou *fissum*) lorsqu'un eczéma squameux ou humide de la main ou des plis des articulations est accompagné de nombreuses fissures (voyez ECZÉMA SQUAMEUX).

Eczema verrucosum indique un état verruqueux et se montre fréquemment sur les malléoles et généralement autour d'une ulcération.

Les caractères accidentels sont peu importants et n'empêcheront pas de ranger tous les cas d'eczéma dans une des six divisions établies plus haut.

ECZÉMA PAPULEUX

OBSERVATION. — Mary J., 8 ans. Cette fille, trop grande pour son âge, était pâle, maigre et chétive. L'éruption consistait en des plaques confluentes de petites papules rouges, jaunâtres, à sommets aplatis et brillants, au milieu desquels on voyait un orifice folliculaire béant. La surface de la peau était sèche, excepté au niveau des papules, que la malade venait de déchirer avec ses ongles. Les démangeaisons étaient vives ; le plus grand nombre des papules étaient surmontées de croûtes composées de sang desséché, de couleur foncée, et du volume d'une tête d'épingle.

Quoique l'eczéma se présente sous des aspects bien différents, on peut généralement le reconnaître facilement lorsqu'on se rappelle ses symptômes caractéristiques : rougeur, prurit, humidité, desquamation, dont deux au plus sont invariablement présents.

L'*eczéma érythémateux* est, comme son nom l'indique, caractérisé principalement par de l'hypérémie. On n'y voit ni vésicules, ni pustules, ni papules bien caractérisées, ni humidité, — rien qu'une surface assez lisse, rouge, recouverte d'une légère desquamation fine. Au début, c'est simplement un érythème persistant, accompagné d'une légère infiltration de la peau et des démangeaisons consécutives. Sous l'influence du grattage ou d'autres irritations externes, la peau peut s'épaissir considérablement et se recouvrir de fines écailles. Cette variété (classée par Hebra avec l'E. squameux et décrite sous le nom de *pityriasis* par les auteurs anciens) se rencontre souvent sur la face et prédomine généralement lorsque l'eczéma tend à envahir toute la surface du corps. Sur la planche V, E. UNIVERSEL, on la voit ainsi que quelques plaques d'eczéma humide et squameux.

Lorsque l'hypérémie, qui est le symptôme caractéristique de l'*eczéma érythémateux* et *papuleux*, est non seulement limitée au plexus sanguin superficiel, comme dans la forme érythémateuse, mais envahit aussi les plexus folliculaires, il se forme une éruption discrète de papules congestionnées sur une base rouge. Cet eczéma papuleux peut être passager lorsqu'il est produit par une irritation externe (cataplasmes ou pansements à l'eau); mais il est souvent chronique et rebelle. Lorsque les follicules congestionnés ne sont pas situés sur une base hypérémiée et infiltrée, mais sont disséminés en groupes sur une peau normale, on donne à la maladie le nom de *Lichen simplex*. Lorsque pour la commodité de la description on emploie les anciens noms de *lichen*, *impétigo* et *pityriasis*, il faut se rappeler que ce ne sont pas des affections distinctes, mais simplement des modifications de l'eczéma papuleux, pustuleux et squameux.

Autrefois l'*eczéma vésiculeux* était regardé comme le type de la maladie. Le médecin, cependant, a rarement l'occasion de constater la présence des vésicules. Aussi aident-elles peu au diagnostic. Souvent l'éruption n'est jamais caractérisée par des vésicules, pas même de l'humidité. La forme vésiculeuse est rare. Elle consiste en de nombreuses petites vésicules agglomérées, sur une base très congestionnée. Elle peut suivre une marche aiguë et se terminer en huit ou dix jours (ce qui a lieu habituellement quand elle est due à l'action de quelque irritant local puissant); ou bien l'exsudation continue après la rupture des vésicules et alors l'éruption devient humide. On confond souvent l'eczéma vésiculeux de la face avec l'érysipèle, surtout quand il débute avec un peu de fièvre. Cependant, dans l'eczéma, la peau n'est pas lisse et tendue ; les surfaces malades ne sont pas nettement circonscrites; enfin le développement rapide de petites vésicules ou une exsudation superficielle dissipe tous les doutes.

L'*Eczéma ichoreux* ou *humide* est le plus commun. La partie malade est tuméfiée et douloureuse; la peau est rouge et saignante (*E. rubrum*) ou recouverte d'une croûte épaisse et foncée, à travers laquelle suinte une sérosité visqueuse caractéristique. Cette forme peut être précédée ou non de vésicules. L'exsudat peut infiltrer les cellules épidermiques et les balayer en masse; cependant la surface de la peau peut être humide sans que l'épiderme ait été détruit. Lorsque des replis de la peau sont en contact, comme cela se voit sur le cou et au niveau des articulations chez les enfants gras et sous les seins et dans la région inguinale, chez certaines femmes obèses, l'épiderme se macère; il présente alors l'aspect d'une muqueuse, et peut devenir le siège d'une exsudation visqueuse de sérosité (*E. mucosum*). L'eczéma humide très intense ne peut être confondu avec aucune autre maladie de la peau.

L'*Eczéma pustuleux* est quelquefois assez difficile à distinguer de la forme humide. L'exsudat, au lieu d'être limpide et aqueux, peut devenir épais, prendre la consistance de miel et se dessécher pour former des croûtes jaunâtres. Le contenu des vésicules peut devenir séro-purulent; ou des pustules peuvent se développer parmi les vésicules. Dans les deux cas, il se forme des croûtes jaunâtres ou légèrement brunâtres, qui augmentent d'épaisseur par suite de l'addition d'un nouvel exsudat. L'eczéma pustuleux est commun chez les sujets strumeux et mal nourris. Il complique souvent la gale et le Phthiriasis du corps et de la tête. Des pustules isolées se développent fréquemment, sous l'influence d'une irritation externe, chez des individus débilités, après de fortes chaleurs, par exemple. Mais on n'a pas encore démontré que ces pustules sont de nature eczémateuse. Quoique habituellement l'eczéma ne laisse pas de cicatrices, cette forme pustuleuse, ou « *croûtes laiteuses* » de l'enfance, laisse quelquefois des marques sur les joues et même plus tard l'enfant porte des cicatrices qui ressemblent à celles de la variole.

L'*Eczéma squameux* constitue la dernière période d'une autre variété d'eczéma. Ce n'est qu'une exagération de la forme érythémateuse, — l'hypérémie aiguë et la desquamation étant remplacées par un épaississement et une induration de la peau et des tissus sous-jacents, avec excoriation de l'épiderme. Elle se montre quelquefois sous forme de plaques situées sur les surfaces des extenseurs des extrémités qui se distinguent difficilement du psoriasis. La décoloration graduelle des bords des plaques eczémateuses contraste fortement avec le bord net de celles du psoriasis, et, lorsque les squames sont détachées et le derme mis à nu, les premières sont plus humides que ces dernières; ce sont là les caractères qui permettent d'établir le diagnostic. L'eczéma squameux généralisé ressemble à la *Dermite exfoliée;* mais, dans cette affection, les lambeaux d'épiderme sont plus abondants; la peau n'est pas épaissie; les plaques humides et les démangeaisons font défaut; enfin elle est souvent accompagnée d'une forte fièvre et de prostration.

ECZÉMA DE LA BARBE

OBSERVATION. — J. G., âgé de 21 ans. Le malade est au dispensaire de New-York. L'éruption existait depuis six mois et avait été précédée de quelques taches sur la figure, survenues à l'âge de la puberté. Elle avait débuté sur le menton, c'est là qu'elle était le plus intense ; on y voyait des croûtes épaisses mêlées de sang et maintenues en place par les poils de la barbe, coupés courts. L'exsudation avait cessé près de l'angle de la mâchoire ; les croûtes étaient en partie tombées et avaient été remplacées par des squames blanchâtres (eczéma squameux). La partie supérieure de la barbe, en avant des oreilles, n'était que légèrement atteinte ; la lèvre supérieure était recouverte de croûtes foncées, granuleuses. L'éruption existait derrière les oreilles et sur le bord des paupières. Il y avait des plaques, recouvertes de croûtes jaunâtres, sur la partie poilue de l'abdomen et le pubis ; le cuir chevelu était légèrement affecté. Le malade n'avait jamais eu d'éruption intense d'eczéma sur les parties de la peau dépourvues de poils.

La partie barbue de la face est le siège de plusieurs affections de la peau, dont les principales sont l'*eczéma*, le *sycosis* et la *trichophytie*. Ces affections, lorsqu'elles atteignent la barbe, ne présentent pas de caractères particuliers.

L'eczéma de la barbe, quoiqu'il ne se manifeste naturellement que chez l'homme adulte, est accompagné de phénomènes inflammatoires intenses. Il ne diffère pas cependant essentiellement de l'eczéma du cuir chevelu. Le sycosis est une affection qui atteint principalement la barbe et rarement d'autres parties poilues du corps. Cette affection présente les traits caractéristiques suivants : des nodosités qui se développent autour des racines des poils et qui suppurent.

La trichophytie de la barbe présente généralement les mêmes symptômes que celle du cuir chevelu et que celle de la peau et ne mérite pas de nom spécial. Même il existe beaucoup de confusion en dermatologie parce qu'on a appliqué différents noms à la même maladie, suivant qu'elle se développe sur telle ou telle partie du corps.

Avant d'étudier le *diagnostic* de l'eczéma de la barbe, il serait peut-être utile de décrire succinctement les maladies avec lesquelles on pourrait le confondre.

La *trichophytie* de la barbe est une affection assez rare, qui débute généralement sous forme d'une ou plusieurs petites plaques circulaires, rouges, légèrement squameuses et qui tendent à s'agrandir à la périphérie. Quelquefois la plaque se tuméfie et sa surface prend un aspect bosselé. Cette affection atteint rarement, sinon jamais, toute la barbe comme l'eczéma. Sur la face, le cou et les autres parties de la peau dépourvues de poils, elle a une forme circulaire caractéristique. Cette éruption est généralement sèche, quoique dans la forme bosselée (*kérion*), un suintement jaunâtre ressemblant à du miel puisse s'échapper des follicules pileux. Elle ne présente pas une surface humide, recouverte de croûtes comme l'eczéma.

Le *sycosis* est un terme général que l'on applique souvent à toutes les affections de la barbe (*S. parasitaire* et *S. non parasitaire*). On devrait le restreindre à une affection inflammatoire des follicules pileux, et du tissu cellulaire sous-jacent, qui est caractérisée par des pustules perforées par des poils. Avec le temps ceux-ci se laissent facilement arracher. L'affection envahit les parties profondes de la peau et y produit une tuméfaction douloureuse. Elle est souvent associée à l'eczéma et quelques auteurs la considèrent comme une forme pustuleuse de cette affection.

ECZÉMA DE LA BARBE.

L'eczéma de la barbe est caractérisé par les *symptômes* qui appartiennent à l'eczéma en général : rougeur, sensation de brûlure, démangeaisons, exsudation, tendance à la formation de croûtes, épaississement de la peau et desquamation. Quelques auteurs affirment que l'eczéma pustuleux de la barbe, qui, de toutes les formes de l'eczéma, ressemble le plus au sycosis, peut être distingué de cette dernière affection en ce qu'il s'étend au delà des parties poilues, sur les joues et le cou, tandis que le sycosis est strictement limité à ces parties. Ce fait n'est pas toujours exact. Dans la planche IX, la nature eczémateuse de l'éruption est clairement démontrée par ce fait, qu'elle se manifeste dans son siège de prédilection, l'oreille et les paupières ; mais elle a aussi une tendance à se limiter, comme le sycosis, aux parties poilues. Ainsi elle se montre dans la région du pubis, et elle fait défaut au-dessous des angles de la bouche, là où la barbe n'a pas encore commencé à pousser.

Dans le *traitement* de cette affection, il faut d'abord se débarrasser de la barbe. On peut la couper avec des ciseaux, la raser ou l'arracher suivant les cas. Lorsqu'il existe des croûtes ou que la peau, très enflammée, est le siège d'une exsudation abondante, le rasoir n'est pas praticable ; il faut couper la barbe aussi court que possible avec des ciseaux fins, après avoir détaché les croûtes avec un cataplasme ou des onctions d'huile répétées, et continuer l'opération si la peau reste tendre. Dans la majorité des cas, cependant, on peut et l'on doit raser le malade trois fois par semaine, pendant que l'on applique le traitement ordinaire de l'eczéma.

Quand la partie malade est chaude, tuméfiée et le siège d'un écoulement séreux, j'ai vu d'excellents résultats produits par une légère purgation continuée pendant deux ou trois jours, combinée avec des fomentations chaudes et une pommade à l'oxyde de zinc étendue sur un linge fin maintenu en place par un bandage. Comme purgatif on peut employer une infusion de séné, de pensées sauvages ou la poudre de jalap composée.

Lorsque les phénomènes inflammatoires ont été calmés et que l'éruption est devenue sèche, rouge et squameuse, on peut se servir de la pommade sulfureuse officinale, ou de la pommade au nitrate de mercure, étendue de trois ou cinq parties de cold-cream. Lorsque, au contraire, le processus morbide tend à envahir la partie profonde des follicules pileux, la peau devient habituellement bosselée, comme dans le sycosis, et des pustules se développent autour des poils. Dans ce cas le traitement sus-mentionné est presque inutile. Il faut pratiquer l'épilation. Les poils sont habituellement adhérents et par conséquent leur extraction est douloureuse. L'extraction du poil est quelquefois suivie de l'écoulement d'une petite gouttelette de sang. Cette petite hémorrhagie agit comme antiphlogistique, et l'amélioration qui survient dans les vingt-quatre heures est aussi surprenante qu'elle est agréable à constater. Pour prévenir la douleur, j'ai l'habitude d'appliquer de la glace pendant quelques minutes avant d'extraire les poils. Lorsque l'inflammation a atteint les parties profondes, les poils se détachent facilement, leurs racines sont baignées de pus. Dans ces cas, une suppuration exagérée peut détruire les follicules et produire une calvitie permanente de la partie.

ECZÉMA DES MAINS

L'eczéma peut atteindre la surface palmaire ou dorsale des mains séparément, ou les deux à la fois; mais alors il est rarement intense. Il peut affecter aussi une seule main ou toutes les deux en même temps ; il est quelquefois symétrique. Sur le dos de la main, l'eczéma se produit généralement sous l'influence d'une cause interne, et il coïncide avec des plaques situées sur le bras ou ailleurs. Lorsqu'il est de date ancienne, il peut être papuleux ou squameux, mais généralement il est humide. Sur la paume de la main l'eczéma présente des caractères spéciaux et exige un traitement particulier. Tel qu'on le rencontre le plus souvent dans la clientèle, il est sec, caractérisé par des écailles cornées, par des fissures profondes et douloureuses, situées sur les lignes de flexion. Quelquefois toute la paume est affectée ; plus fréquemment cependant une partie seulement. La maladie apparaît alors sous forme d'une plaque isolée et diffuse ou d'un groupe de plaques squameuses et isolées, plus ou moins circulaires. L'eczéma de la paume est habituellement chronique dès le début. Il commence sur un ou plusieurs points par de la rougeur et des démangeaisons et plus tard, à la suite de frictions longtemps répétées, se transforme en plaque épaisse et squameuse. Celle-ci s'étend à la périphérie ou envahit la paume de la main suivant une ligne courbe, à la manière d'une syphilide squameuse.

L'aspect de l'éruption varie considérablement dans les différents cas. Lorsque la peau est fine, on voit paraître la rougeur, l'infiltration et la desquamation qui caractérisent l'eczéma typique ; tandis que, dans un autre cas, il n'existe que des plaques blanchâtres d'épiderme corné, que le malade arrache continuellement. Lorsqu'il est accompagné d'inflammation aiguë, les paumes se tuméfient ; les mouvements de flexion et d'extension de la main produisent de nombreuses fissures, au point que le membre devient tellement douloureux que le malade ne peut plus s'en servir ; il la tient raide et dans une position demi-fléchie. Dans les cas anciens, lorsque les couches superficielles de l'épiderme ont été graduellement détachées, la peau est très rouge, rugueuse, sèche, mais lisse, et les lignes naturelles sont plus développées que d'habitude. Lorsque, dans ces cas, les doigts sont dans l'extension forcée, la paume de la main devient d'une blancheur caractéristique.

Le *diagnostic* est habituellement simple. L'eczéma palmaire peut cependant ressembler aux plaques squameuses d'origine syphilitique, desquelles les dermatologistes les plus habiles ne réussissent pas toujours à les différencier. Suivant les ouvrages classiques, l'eczéma présente des taches irrégulières qui recouvrent peut-être toute la paume de la main, très prurigineuses ; tandis que la syphilide est caractérisée par de petites plaques circulaires, accompagnées d'une infiltration plus considérable de la peau, nettement circonscrites et non prurigineuses. Mais il y a de nombreuses exceptions à cette règle. L'eczéma peut se manifester sous forme de petites taches circulaires ; au centre de la main celles-ci peuvent présenter un bord nettement défini ou envahir la paume de la main d'une manière serpigineuse ; tandis qu'une syphilide palmaire peut être prurigineuse, se fendiller, être aggravée par le contact de l'eau, se comporter en un mot exactement comme l'eczéma. Voici les caractères qui me permettent d'établir le diagnostic : si un certain nombre de petits points squameux sont groupés en demi-cercle ou en forme de fer à cheval, autour d'une portion de peau saine, ou si la plaque circulaire en voie de s'agrandir a un bord infiltré et un centre sain ou en voie de guérison, la plaque est d'origine syphilitique. Dans un cas douteux les antécédents du malade sont de peu de valeur, car la syphilide palmaire que l'on pourrait confondre avec l'eczéma, est une manifestation tardive de la maladie, et il y a beaucoup d'individus, particulièrement des femmes, qui sont syphilitiques et qui ne s'en doutent pas. On devrait toujours reconnaître les papules squameuses qui accompagnent ou suivent les premiers accidents secondaires. Même lorsqu'il existe des antécédents syphilitiques bien caractérisés, l'eczéma peut se développer d'une manière indépendante.

Beaucoup d'auteurs appliquent le nom de *psoriasis* à toutes les plaques squameuses de la paume de la main, quelle qu'en soit la véritable nature; je n'ai jamais encore vu une véritable plaque de psoriasis se développer sur la paume de la main, soit isolément, soit simultanément avec des plaques sur d'autres régions. Je suis convaincu que presque tous — sinon tous — les cas désignés sous le nom de psoriasis de la main, ont été des cas de syphilis ou d'eczéma.

Le *traitement local* de l'eczéma du dos de la main n'exige aucune règle spéciale. Dans la forme papuleuse avec induration de la peau, les frictions au savon sont utiles; et même dans les cas caractérisés par des plaques humides, le savon, quoiqu'un remède un peu violent, peut être employé une ou deux fois pour faire tomber les croûtes et les squames, afin de permettre à l'exsudat de s'écouler librement. On recouvre ensuite les surfaces rouges et humides de morceaux de linge, enduits d'onguent diachylon. On s'abstient de tremper les doigts malades dans l'eau, jusqu'à ce qu'un nouvel épiderme se soit formé et que l'exsudat ait cessé de se reproduire.

L'eczéma de la paume de la main exige un traitement spécial. Il faut détacher l'épiderme épaissi, guérir les fissures, provoquer la résorption des liquides infiltrés, et maintenir la souplesse de la peau jusqu'à ce que la rougeur, les démangeaisons et la desquamation aient presque entièrement disparu.

Quoique de tremper les mains de temps à autre dans l'eau soit nuisible, il n'y a pas de meilleur moyen pour calmer l'inflammation et, en même temps, pour ramollir l'épiderme, que de prescrire au malade de placer les paumes des mains dans un vase peu profond, contenant assez d'eau pour en recouvrir le fond. L'eau doit être aussi chaude que le malade peut la supporter. Il y tiendra les mains pendant quinze minutes chaque fois. Quand il y a des plaques cornées que l'eau ne peut pas modifier, on les ramollit à l'aide de l'acide acétique glacial ou de la liqueur de potasse (1), appliqués avec une baguette de verre. Il faut employer ces agents avec précaution pour les empêcher de pénétrer dans les fissures et d'y causer de vives douleurs. Les fissures résultent simplement de l'épaississement et de l'induration du derme; il est donc inutile d'essayer de les guérir, puisqu'elles ne tarderaient pas à se reproduire. Faites-en disparaître la cause, c'est-à-dire, l'épaississement de l'épiderme, les fissures guériront seules et d'une manière radicale. Les gants en caoutchouc, portés continuellement, produisent un excellent résultat dans les cas chroniques et rebelles. Le côté verni doit être mis en contact direct avec la peau. Lorsque l'épiderme a été détaché et les fissures cicatrisées, les paumes des mains peuvent conserver pendant longtemps leur rougeur, leur sécheresse, leur aspect rugueux, et l'éruption une tendance à récidiver. Une pommade composée de vaseline et d'huile de cade (10 %) produit d'excellents résultats. Mais le succès dépendra moins du traitement local que du traitement interne, qui est celui de l'eczéma en général, adapté au cas particulier que l'on doit traiter.

(1) *Liquor potassæ.* — Solution de potasse caustique dans l'eau. Trente grammes de ce liquide contiennent 1gr,80 environ de potasse. Sa densité est de 1.058. (*Trad.*)

ECZÉMA VARIQUEUX, ULCÈRES VARIQUEUX.

OBSERVATION I. — M. H., âgé de 60 ans, est au dispensaire de New-York. Depuis trente ans les veines superficielles des jambes sont variqueuses ; et depuis quatre ans la peau de cette région est couverte d'eczéma. Au moment de prendre la photographie, la peau, par suite de négligence ou d'un traitement mal dirigé, s'est ulcérée. La plaie est en partie recouverte d'une croûte de couleur vert foncé ou noirâtre, qui s'est desséchée et fendillée. En se rétractant, les bords de la croûte laissent la peau à découvert ; celle-ci est rouge et baignée de pus.

OBSERVATION II. — B. R., âgé de 55 ans. Les veines superficielles de la jambe sont légèrement variqueuses ; depuis quatre mois un ulcère s'est formé près de la malléole interne. Autour de cet ulcère la peau est rouge et très douloureuse. Malgré le traitement, l'ulcère s'est agrandi. On applique un bandage élastique circulaire sur la jambe, à la hauteur du mollet, et des bandes de diachylon sur l'ulcère. La rougeur et la sensibilité ne tardent pas à diminuer, et la cicatrisation de l'ulcère commence rapidement.

La dilatation permanente des veines ou varices commence ordinairement vers l'âge adulte, et atteint principalement la saphène interne et ses branches. Les veines sont simplement dilatées ou hypertrophiées ; dans les deux cas, elles deviennent saillantes et serpentent à une certaine distance sous la peau. Au niveau des malléoles, ou sur la face dorsale du pied, elles sont assez souvent dilatées ; elles paraissent alors sous la forme de points ou de traits d'une coloration bleu violacé.

Souvent les *causes* des varices nous échappent ; la débilité, la station debout, la grossesse, des jarretières trop serrées exercent probablement une influence sur leur développement.

Au point de vue de la dermatologie, les accidents produits par les varices sont plus importants à étudier que leurs causes. Chez beaucoup de personnes les varices des membres inférieurs peuvent exister pendant des années sans qu'il se produise de lésions de la peau, pas même un sentiment de gêne. Si cependant il y a une tendance à l'eczéma, une irritation de cause externe ne tardera pas à produire une éruption, qui sera rebelle au traitement ordinaire, à cause de l'œdème qui accompagne tôt ou tard les varices des jambes.

L'eczéma variqueux exige le même *traitement* que l'eczéma simple ; de plus il faut soutenir les veines dilatées. Tant que, sous l'influence d'une gêne de la circulation veineuse, les membres restent œdématiés, les lotions et les pommades seront inutiles. Lorsqu'on ne peut maintenir la jambe dans la position horizontale (quelquefois l'exercice est aussi utile qu'il est forcé), il faut appliquer un bandage ou un bas élastique.

Un bandage ordinaire bien fait atteint un double but : il comprime le membre et maintient le pansement en place. Mais, pour être vraiment utile, il doit être appliqué par une main habile. Une bande de flanelle est préférable à une bande de coton ; elle est plus élastique et plus douce.

Les bons bas élastiques coûtent fort cher. Le bandage en caoutchouc du docteur Martin est très avantageux ; son usage se répand de plus en plus. Il soutient les varices, entretient l'humidité de l'épiderme et facilite la résorption des liquides infiltrés dans la peau et dans le tissu sous-cutané, et des produits inflammatoires. En un mot, c'est un bandage qui a tous les avantages des bas élastiques et des pansements imperméables réunis. Le malade peut se l'appliquer lui-même, il ne se défait pas, et il exerce une pression uniforme. On peut le serrer et le desserrer facilement. On applique le bandage le matin, avant de sortir du lit. Le soir on l'enlève et on le lave, ainsi que la jambe. Il faut avoir bien soin de le sécher. On peut alors le réappliquer ; mais si l'infiltration a presque disparu, et particulièrement si la peau est très enflammée, il vaut mieux avoir recours à une pommade émolliente, et attendre jusqu'au lendemain matin pour remettre le bandage.

Il arrive quelquefois que, lorsqu'on applique un bandage pour combattre un eczéma de la partie inférieure de la jambe, la partie supérieure devient malade. On prévient cet accident en saupoudrant la peau saine avec de la poudre d'amidon, de l'oxyde de zinc ou du sous-nitrate de bismuth. Dans ces cas il faut aussi instituer une médication interne pour combattre la tendance à l'eczéma, que cette extension de la maladie dénote.

Les varices jouent un grand rôle dans le développement des ulcères de la jambe ; rarement cependant elles en sont la cause unique. Les varices peuvent exister pendant des années sans qu'il se produise d'eczéma ou d'ulcération. Un ulcère peut coïncider avec des varices sans que l'on puisse affirmer qu'il existe entre eux un rapport de cause à effet. Il ne faut pas appeler *ulcère variqueux* tout ulcère qui se complique de varices. Le véritable ulcère variqueux se développe ordinairement sur une plaque d'eczéma, mais il peut aussi résulter d'une lésion traumatique, être entretenu et même aggravé par des varices. Un ulcère simple, se développant au niveau des malléoles, siège de prédilection de l'œdème, s'aggrave souvent par suite de la gêne dans la circulation veineuse. Il peut même s'enflammer, devenir indolent et induré. Les topiques, qui d'abord n'avaient produit aucun bon effet, réussiront du moment que l'on diminue la pression dans les veines et la congestion qui en résulte. Dans ces cas, le bandage ordinaire en caoutchouc rend de grands services ; rien même ne réussit si bien lorsqu'il s'agit d'un ulcère à bords épais. Dans d'autres cas, j'ai employé ce que j'appelle le bandage élastique tubulaire. On le fabrique avec de la toile de caoutchouc d'une certaine épaisseur. Lorsqu'on le place sur la jambe, il s'y applique étroitement et lui sert pour ainsi dire de seconde peau. Il serre la partie supérieure de la jambe (là où la pression est le plus nécessaire) plus que la partie inférieure. On peut le porter pendant un mois ou davantage. Lorsqu'on veut nettoyer la peau sous-jacente, il suffit de relever ou d'abaisser le bandage, en le roulant sur lui-même. Il est plus léger, et, par conséquent, plus confortable que le bandage en caoutchouc ordinaire.

ÉCZÉMA ICHOREUX, ECZÉMA PUSTULEUX.

OBSERVATION I. — *Eczéma ichoreux ou humide.* C. M., 6 ans. Cet enfant paraissait jouir d'une bonne santé, quoiqu'un eczéma plus ou moins intense recouvrît la plus grande partie de son corps. La peau normale était douce et délicate. Le malade portait des traces infaillibles de la diathèse strumeuse. L'éruption commença sur la tête dès l'âge de trois mois. Elle parut bientôt sur le tronc et les extrémités. Depuis cette époque elle n'a jamais complètement disparu. Ce développement insolite et cette persistance de l'éruption étaient principalement dus à la négligence de ses parents auxquels les « voisins » avaient assuré que l'éruption était incurable (tous leurs remèdes avaient échoué), etc. La guérison eut lieu au bout de quelques mois, grâce au fer et à l'huile de foie de morue administrés à l'intérieur et à des applications émollientes, après le détachement des croûtes.

OBSERVATION II. — *Eczéma pustuleux.* Il s'agit d'un enfant atteint d'une variété d'eczéma comparativement peu intense et de date récente. Elle débuta sous forme de pustules. Le contenu des pustules se transforma en croûtes jaunâtres et épaisses et dont la surface exposée à l'air prit une teinte plus foncée. Un cataplasme fit tomber cette croûte, qu'on n'aurait jamais dû laisser se développer, et la peau sous-jacente, quoique légèrement enflammée et dénudée de son épiderme, était en voie de revenir à son état normal. Il ne fallut plus qu'un pansement simple et imperméable pour hâter la guérison.

Pour réussir dans le *traitement local* de l'eczéma, il faut savoir l'adapter à chaque cas en particulier.

Quand on n'a pas d'autres médicaments sous la main, on peut se servir de l'*huile douce* ou du *savon noir*. Ces corps, qui appartiennent à deux ordres de médicaments pour ainsi dire opposés, sont des remèdes en apparence très simples. Il faut cependant savoir les manier.

Que peut faire dans le traitement de l'eczéma une huile douce ou une pommade émolliente ? Elle ramollira la peau et fera tomber les croûtes, s'il y en a ; elle calmera les symptômes inflammatoires et les démangeaisons ; elle protégera le derme dénudé contre l'action desséchante de l'air et irritante de l'eau ; elle permettra ainsi le développement d'un nouvel épiderme sain. Dans l'eczéma aigu de l'enfance ou de l'adulte, il importe peu que l'on fasse telle ou telle application émolliente, à la condition que ce soit la plus émolliente que l'on puisse trouver.

Que fera le savon dans le traitement de l'eczéma ? Il débarrassera la surface de la peau des lambeaux d'épiderme mort ; il permettra à la sérosité de s'écouler librement ; il activera la circulation du sang dans les parties malades et par conséquent favorisera la résorption des produits inflammatoires. Dans les cas chroniques, caractérisés par un épaississement et une induration de la peau, accompagnés de desquamation persistante et de démangeaisons, cas dans lesquels les topiques émollients sont tout à fait inefficaces, les frictions au savon modifieront la nature de l'eczéma, transformeront l'eczéma chronique en subaigu, forme qui tend naturellement vers la guérison. En somme, le savon fait pour l'eczéma ce que la quinine fait pour la malaria.

L'erreur la plus commune dans laquelle on tombe, en traitant localement l'eczéma, consiste, d'une part, à appliquer des pommades trop stimulantes et des lotions irritantes à des parties qui ne réclament que des topiques émollients ; et, d'autre part, à appliquer de l'oxyde de zinc ou quelque autre pommade légèrement astringente dans des cas où les frictions au savon ou d'autres remèdes également violents seuls pourraient être utiles. Au risque de me répéter, j'insisterai sur ce fait : que c'est le degré d'inflammation qui doit nous guider dans le choix du traitement.

Si la partie atteinte est tuméfiée et chaude, le siège d'une exsudation abondante, accompagnée d'un prurit intense et brûlant, les applications locales ne peuvent pas être trop émollientes; si la peau est sèche, épaisse, squameuse et indurée, le traitement local ne peut guère être trop violent. Quand la maladie est étendue, comme dans l'eczéma généralisé, il faut nécessairement varier le traitement sur les différentes parties du corps.

Tels sont, en quelques mots, les principes qui doivent nous guider dans le traitement local de l'eczéma. De même que, dans le traitement général, il faut tenir compte des habitudes et des idiosyncrasies du malade, de même, dans le traitement local, il faut étudier les caractères des lésions et éviter la routine. Le lecteur doit rejeter cette notion vulgaire, qu'il réside, dans le remède qu'il emploie, une puissance thérapeutique merveilleuse, et apprendre que le succès dans le traitement est dû à l'adaptation intelligente des remèdes aux besoins de chaque cas.

La question de savoir si une guérison rapide de l'eczéma puisse être nuisible au malade a été largement discutée. L'expérience de presque tous les dermatologistes répond à cette question par un non solennel. Aucune humeur nuisible n'est éliminée de l'économie sous la forme d'écoulement eczémateux. On ne doit jamais considérer la maladie comme salutaire. Il est vrai que, dans quelques cas rares, l'éruption semble alterner avec des affections des voies respiratoires. Mais ceci démontre seulement que l'inflammation de la peau ne peut pas coexister avec une inflammation d'un organe interne. Si un enfant que l'on traite pour un eczéma est exposé au froid, s'il se blesse, s'il contracte une pneumonie ou une méningite, l'éruption diminuera naturellement d'intensité, par suite du flux du sang vers le poumon ou le cerveau. La disparition de l'eczéma, au lieu d'être la cause, est plutôt le résultat de la phlegmasie interne. De cette façon on peut dire que l'éruption « rentre »; mais un traitement local ne peut la faire rentrer. Je ne doute pas que dans beaucoup de cas d'eczéma infantile, l'application d'une forte pommade mercurielle sur de grandes surfaces de peau ait été nuisible; mais c'est le mercure et non la maladie qui a fait le mal. Aux approches de la mort et dans le cours des maladies graves, les écoulements eczémateux se tarissent. Les amis peu intelligents du malade sont alors très disposés à prendre la cause pour l'effet.

ECZÉMA SQUAMEUX

OBSERVATION. — J. Z., âgé de 20 ans. L'éruption débuta sous la forme aiguë, mais se transforma rapidement en eczéma subaigu. Les mouvements du bras produisirent des fissures douloureuses et, comme on le voit sur la planche XIII, l'épiderme se détacha par larges lambeaux. Une lotion composée d'eau de chaux et d'huile de lin, en parties égales, fut appliquée largement sur les parties malades, et le bras fut placé dans une écharpe.

Le *traitement local* de l'eczéma, tout en dépendant de la forme clinique et de la période de la maladie, doit être considérablement modifié suivant les particularités que présente la région malade.

L'*eczéma du cuir chevelu*, particulièrement chez les enfants, a une prédisposition à devenir humide et à se recouvrir de croûtes. Un cataplasme, mis la nuit, fera tomber les croûtes, et une pommade benzoïnée à l'oxyde de zinc, appliquée largement sur le cuir chevelu, matin et soir, amènera une rapide guérison. Il est à peine nécessaire de dire, qu'une mince couche de pommade étendue sur une croûte épaisse n'aura aucun effet sur la peau malade sous-jacente. Couper les cheveux facilite le traitement; mais ce moyen n'est pas absolument nécessaire, surtout chez les femmes et les jeunes filles, qui s'y soumettraient avec répugnance. Dans les cas chroniques, que l'on rencontre principalement chez l'adulte, le cuir chevelu est quelquefois rouge, épais et recouvert de fines squames blanches. Un shampoo, composé d'esprit aromatique d'ammoniaque, 1 partie et d'eau, 4 à 6 parties, nettoiera le cuir chevelu. On pourrait ensuite y appliquer, en guise de pommade, de la cosmoline parfumée. Lorsque l'éruption n'a pas de tendance à devenir humide, on pourrait y ajouter de la pommade ammoniacale mercurielle à 10 p. 100.

L'*eczéma de la face*, si commun chez les enfants, réclame un traitement émollient et on recommande à la mère ou à la nourrice de s'abstenir de laver la figure de l'enfant. On appliquera, deux fois par jour, de l'onguent de diachylon ou de la pommade à l'oléate de zinc étendus en couche épaisse sur du linge fin ou sur des morceaux de lint imperméable. On les maintiendra en contact avec la peau à l'aide d'un masque ou d'un morceau de linge solide, coupé de façon à prendre la forme de la figure, percé de trous pour les yeux, le nez et la bouche, et muni de cordons pour l'attacher derrière l'occiput. C'est une habitude cruelle, que celle qui consiste à attacher les mains de l'enfant ou à les envelopper dans des bas, pour l'empêcher de se gratter pendant le sommeil. Une pommade calmante et un masque bien conditionné, que l'enfant ne puisse arracher, calmeront rapidement les démangeaisons et procureront au petit malade un repos salutaire.

L'*eczéma des lèvres* est habituellement une des formes les plus difficiles à traiter. Une pommade au thymol (1 à 3 p. 100) m'a rendu de grands services dans les cas où la peau autour de la bouche était sèche, ratatinée et squameuse. J'ai dans ma clientèle un gentleman atteint d'eczéma squameux des lèvres, qui a résisté à tous les traitements internes et externes. Son affection, quoique peu sérieuse en réalité, me paraît incurable.

L'*eczéma de la partie antérieure des narines* peut coïncider ou non avec une éruption sur la face. Il occasionne de la rougeur, du gonflement et de la douleur dans le nez et gêne la respiration. A l'aide de pulvérisations faites avec une solution faible de borax ou de sel de cuisine ordinaire, on détache les croûtes, puis on introduit dans les narines un bourrelet de lint enduit de vaseline ou d'onguent citrin dilué.

Les auristes considèrent l'*eczéma du conduit auditif* comme une affection très rebelle. Des injections, faites dans le but de maintenir la propreté de la région, tendent à aggraver la maladie. En réduisant la pommade à l'oxyde de zinc à l'état liquide, par l'addition de glycérine, et en l'appliquant fréquemment à l'aide d'un pinceau en blaireau, le conduit peut être maintenu propre et l'eczéma guéri.

L'*eczéma* se développe *sous les seins* des grosses femmes et dans les endroits où les replis de la peau sont en contact. C'est le résultat d'une chaleur et d'une humidité continues.

Dans l'*Intertrigo* ou *Eczéma génito-crural* consécutif des enfants, on changera les linges aussitôt qu'ils seront sales ou humides. Dans tous les cas les surfaces rouges seront lavées de temps à autre avec de l'eau de son, saupoudrée de lycopode, et séparées par des linges fins.

Dans l'*eczéma du scrotum* et *de la région périnéale* chez l'homme et *de la vulve* chez la femme, le prurit est toujours intense et gênant; cet état est aggravé par le grattage. Une pommade au thymol (à 3 ou 5 p. 100) ou une solution d'acide phénique dans la glycérine (à 15 ou 20 p. 100), employée avec précaution, produira généralement un soulagement, là où des préparations plus faibles auront échoué.

L'*eczéma* a une tendance manifeste à se développer sur les *plis articulaires;* ainsi on le voit fréquemment dans l'aisselle, le pli du coude et la région poplitée. Lorsque l'éruption est récente, il est important d'empêcher le dessèchement de la peau et la formation consécutive de fissures douloureuses, qui pourraient survenir sous l'influence des mouvements.

L'*eczéma de la partie inférieure de la jambe* est commun dans l'âge mûr et la vieillesse. Il suit généralement une marche chronique et exige un traitement stimulant. Lorsque l'éruption est sèche, comme dans les formes érythémateuse et papuleuse, la peau est simplement rouge, rugueuse, plus ou moins excoriée et le siège de démangeaisons. Des frictions quotidiennes avec du savon noir ramolliront la peau et calmeront les démangeaisons. Il faut avoir soin de sécher la peau après les frictions; on y appliquera ensuite une pommade astringente. Dans la forme squameuse, les frictions au savon détacheront les squames et rendront la surface humide. Cette aggravation passagère, cependant, en activant la circulation dans les parties malades, favorisera la résorption des liquides infiltrés et diminuera l'épaississement de la peau. Dans la forme humide (c'est très visible sur la planche V, Eczéma crural) et dans la forme squameuse, lorsqu'il y a une tendance à l'exsudation, l'application d'une étoffe en caoutchouc constitue un excellent mode de traitement. Elle nettoie et refroidit la région, favorise un écoulement abondant de sérum et diminue le gonflement et la douleur. On applique le caoutchouc directement sur la peau et on le maintient en place à l'aide d'une bande. Lorsque la cheville du pied est atteinte, on découpe l'étoffe de façon à ce qu'elle puisse s'y adapter sans faire de plis. Les bandages imperméables qui ont été décrits à l'article Eczéma variqueux (pl. XI) sont quelquefois préférables, quoique plus susceptibles d'irriter la peau saine. Lorsque la jambe a repris son volume normal et que l'exsudation a presque cessé, les bandages imperméables sont inutiles. On complètera la guérison à l'aide d'une pommade ainsi faite: nitrate de mercure 1 ou 2 parties; pommade à l'oxyde de zinc 8 ou 9 parties. Lorsque la peau est légèrement infiltrée, prurigineuse et squameuse, les préparations de goudron pourront être employées avec avantage. Le goudron est contre-indiqué quand l'eczéma est humide.

PSORIASIS NUMMULAIRE

SYNONYMIE. — Dartre furfuracée, lèpre vulgaire (Batman, Willan, Rayer). — *Herpes furfureus* (Alibert).

OBSERVATION. — J. S., 40 ans. L'éruption existait depuis cinq ans et malgré la disparition de quelques plaques, remplacées aussitôt par de nouvelles, il était évident qu'elle avait toujours été discrète. Elle n'avait jamais subi, comme cela arrive habituellement, de modifications saisonnières. Le malade était fort et robuste et paraissait jouir d'une bonne santé. Parfois l'éruption était accompagnée de légères démangeaisons, surtout à la suite d'exercices musculaires. Le cuir chevelu était légèrement atteint; les ongles présentaient un aspect particulier. Le bord libre de quelques-uns d'entre eux, surtout ceux des orteils, était soulevé par un corps jaune et dur composé d'écailles épidermiques. Il en était résulté que les ongles s'étaient recourbés sur les côtés, que leur bord libre était fendillé. A l'intérieur on prescrivit d'abord la solution de Fowler et à l'extérieur quelques frictions avec de l'huile de cade. Une amélioration eut lieu, mais le malade quitta la ville et on dut suspendre le traitement. Plus tard, une pommade à l'acide chrysophanique à 10 pour 100 produisit un résultat exellent.

Cette affection est très commune et consiste en des plaques circonscrites de peau rouge et épaisse, couverte habituellement de squames blanches ou légèrement jaunâtres. Les plaques sont isolées ou confluentes. Dans le premier cas, leur volume varie depuis celui d'une tête d'épingle à celui d'une soucoupe; leur forme est circulaire. Dans le dernier cas, les plaques sont irrégulières; leurs bords festonnés entourent une portion de peau saine ou légèrement pigmentée. Quelquefois l'éruption s'étend à tout le corps.

Les plaques débutent toujours sous forme de petites papules rouges, surmontées d'une squame mince. Elles sont souvent nombreuses, disséminées sur tout le corps et n'ont alors que peu ou pas de tendance à augmenter de volume (*P. punctata*). Habituellement cependant elles sont plus grandes et alors, quand elles sont nombreuses et réunies en groupes, elles se présentent comme si une poignée de mortier avait été appliquée sur la peau (*P. guttata*). Dans quelques cas rares, les plaques sont grandes et clairsemées et ressemblent à des pièces de monnaie en argent (*P. nummulata*) (pl. XIV). Généralement les plaques, en augmentant de volume, tendent à se réunir; elles perdent alors leur forme circulaire (*P. diffusa*). Dans presque tous les cas la portion centrale de la plaque disparaît la première. Il reste alors des anneaux recouverts de squames (*P. annulata*) (pl. XV) et plus rarement des lignes courbes ou en forme de croissant (*P. gyrata*). Les squames du psoriasis sont imbriquées et faciles à détacher. Elles ressemblent à de l'argent ou à de la nacre. Leur épaisseur varie suivant le degré d'infiltration de la peau sous-jacente. Sur les plaques diffuses elles ressemblent à du son et dans les cas chroniques elles deviennent dures et épaisses, presque métalliques. La maladie siège de préférence sur les surfaces extenseurs des membres, le dos et le cuir chevelu. Elle est très commune sur les coudes, les genoux et le bord frontal du cuir chevelu.

Malgré les investigations et les discussions dont le psoriasis a été l'objet, l'*étiologie* en est très obscure. Tandis que quelques écrivains le rapportent à une diathèse dartreuse et rhumatismale ou à la malaria, d'autres le considèrent comme une affection purement locale et d'origine traumatique. La plupart des malades atteints de psoriasis jouissent d'une santé excellente; du moins ils se l'imaginent.

Le *diagnostic* est généralement facile, surtout dans les cas typiques. Il faut se rappeler cependant que lorsque l'éruption est à sa période de déclin ou qu'elle a été modifiée par un traitement antérieur, elle diffère considérablement de l'éruption typique. Il suffit de mettre l'éruption à nu et de la regarder : la configuration caractéristique des plaques permet de faire le diagnostic, même à distance. Lorsqu'elle est à son début et caractérisée seulement par quelques squames ou *gouttes*, on peut établir le diagnostic d'après la facilité avec laquelle les squames se détachent ; en tombant elles laissent à nu des surfaces saignantes. Il ne faut pas cependant trop appuyer sur ces signes, car dans l'eczéma, lorsqu'il est récent, accompagné de quelques squames et d'une infiltration légère ou nulle de la peau, l'ongle détache l'épiderme aussi facilement que dans le psoriasis, et il reste un certain nombre de points saignants au niveau des papilles déchirées. Si les caractères de l'éruption et son siège ne suffisent pas pour établir le diagnostic, les antécédents du malade fourniront généralement les éléments nécessaires : l'apparition de la maladie à certaines époques de l'année, sa disparition partielle ou complète à d'autres, sa sécheresse absolue et permanente, sa tendance à récidiver, alors qu'elle paraît avoir été complètement guérie, sont des caractères qui n'appartiennent qu'au psoriasis.

Le *traitement* est simple et facile quand il s'agit de faire disparaître l'éruption, mais il n'est pas si facile d'empêcher les récidives. Généralement les malades ont besoin de toniques ; il existe souvent quelques troubles digestifs qu'il faut combattre. Les rhumatisants et les goutteux se trouvent bien d'un traitement par les alcalins, surtout quand les plaques sont congestionnées et irritables. On peut prescrire le citrate de potasse à la dose de 1 à 2 grammes dans un demi-verre d'eau, quelques minutes avant le repas. Dans les cas chroniques, l'arsenic est un remède connu et très efficace. On peut le prescrire sous forme de liqueur d'arséniate de potasse, de liqueur d'hydrochlorure d'arsenic (1), ou de pilules asiatiques pulvérisées (Piffard).

℞	Acide arsénieux	2 parties.
	Poivre noir	18 »
	Sucre de lait	80 »

On prendra de 5 à 45 centigrammes de cette poudre à chaque repas.

Le traitement local du psoriasis sera discuté plus loin (voy. PSORIASIS ANNULAIRE, pl. XV).

(1) On trouve dans le texte anglais *liq. ferri chloridi*, c'est la solution ou teinture de perchlorure de fer. Nous pensons que l'auteur a voulu désigner la *liq. arsenici hydrochloricus* ou solution minérale de De Valangin. C'est une solution d'acide arsénieux dans l'acide chlorhydrique. (Trad.)

PSORIASIS ANNULAIRE

Synonymie. — Psoriasis circiné, lèpre vulgaire (Willan).

Observation. — O.H., âgé de 22 ans. Il y a trois ans le malade eut une plaque de psoriasis recouverte de squames, près du sommet de la tête. Quelques mois plus tard, cette plaque avait atteint les dimensions qu'elle présente sur la planche XV. Divers remèdes furent employés : l'huile de foie de morue, les alcalins et l'arsenic à l'intérieur ; la glycérine, l'iode, l'acide acétique, la solution de Vleminckx, le goudron, etc., à l'extérieur. Au moment où le malade vint me consulter, il prenait depuis plus d'un an la liqueur de potasse à haute dose ; sa santé était fortement ébranlée. L'éruption avait à plusieurs reprises varié de forme et d'étendue, mais n'avait jamais eu la moindre tendance à disparaître ; elle couvrait la plus grande partie du corps. Il y avait sur la poitrine et sur le dos des anneaux de différentes grandeurs, recouverts de squames ; beaucoup d'entre eux étaient confluents et circonscrivaient des portions de peau lisse, légèrement rouge ou pigmentée. On voyait sur les extrémités et particulièrement sur les mains, des taches de formation récente. L'éruption qui existait sur le cuir chevelu était très visible, sur le front et le cou, à la naissance des cheveux ; sur la face il y avait quelques plaques irrégulières, légèrement rouges, non recouvertes de squames. — Comme traitement, on supprima d'abord tous les médicaments dont le malade avait fait usage jusque là. Sous l'influence de bains turcs, administrés trois fois par semaine, et d'un exercice modéré, la santé s'améliora rapidement, et l'éruption commença à disparaître. Une pommade mercurielle ammoniacale fut appliquée sur le cuir chevelu et le visage, et de l'huile de Rusci sur le corps. En trois semaines, l'état de la peau s'était considérablement amélioré. La solution d'arséniate de potasse à la dose de 3 à 10 gouttes par jour (la plus forte dose que le malade pouvait supporter) fut prise à l'intérieur, et une pommade à l'acide chrysophanique à 20 pour 100 fut d'abord appliquée sur la moitié du corps seulement. — Ce médicament produisit un meilleur effet que le goudron. Deux mois après, le malade quitta la ville, ne conservant de son éruption que quelques papules rougeâtres.

Dans tous les cas de psoriasis, l'éruption locale dépend évidemment d'un état général morbide. Pour quelques médecins, cet état morbide constitue la maladie même, dont l'éruption n'est qu'un symptôme. D'autres appliquent le nom de psoriasis uniquement aux lésions cutanées, dont l'état général est une cause prédisposante. Les partisans de la nature diathésique du psoriasis affirment que le traitement local ne peut pas guérir la maladie ; les autres prétendent, au contraire, que l'éruption disparue, la maladie est momentanément guérie. Ils admettent cependant qu'il persiste certaines causes mal connues, et pour ainsi dire latentes, capables de la faire reparaître. Il suffit de s'entendre. Les applications locales font presque toujours disparaître l'éruption, et, dans un très grand nombre de cas, un traitement interne n'empêche pas les récidives. La plupart du temps le psoriasis exige à la fois un traitement local et général ; mais quand l'état général est bon, le traitement local est le plus important. Pour apprécier la valeur des remèdes externes et internes employés contre le psoriasis, il faut se rappeler que cette maladie ne reste jamais stationnaire, mais qu'elle tend toujours à disparaître à certaines époques de l'année. Pour déterminer la vertu curative d'un médicament il faut donc observer ses effets dans un grand nombre de cas.

Le *traitement* local a pour but de calmer les accidents inflammatoires, de ramollir et de faire tomber les squames, de provoquer la résorption des liquides infiltrés dans la peau. Les bains rendent plus de services dans le traitement du psoriasis que dans celui de toutes les autres affections de la peau. Les bains turcs surtout remplissent toutes les indications dont nous avons déjà parlé plus haut ;

de plus ils tonifient l'organisme plus que tous les produits pharmaceutiques. Lorsque la plaque de psorias est rouge, enflammée, lorsqu'elle est le siège de démangeaisons, on commet souvent la faute d'administrer l'arsenic à l'intérieur, et de faire des applications irritantes sur la peau. Dans ces cas il vaut mieux ordonner un bain tous les jours et enduire la peau de cosmoline ou de vaseline, jusqu'à ce que tous les accidents inflammatoires se soient apaisés. Pour calmer les démangeaisons on peut faire des lotions avec de l'acide phénique dissous dans de la glycérine, dans la proportion de 10 à 15 p. 100. Les accidents inflammatoires calmés, on fait, au moment du bain, des lotions au savon, afin de détacher les squames. Lorsque les squames sont peu épaisses, une pommade stimulante suffit pour favoriser la résorption des produits infiltrés dans la peau. Lorsque, dans les cas rebelles, les squames sont dures, pour ainsi dire cornées, on les lave avec de l'acide acétique, et on les enlève à l'aide d'une curette. On atteint le même but en enveloppant le membre malade ou le corps avec un drap en caoutchouc, dont on place la surface vernie directement sur la peau. Sur les plaques ainsi dépourvues de leurs squames on peut appliquer des médicaments stimulants. Le goudron est le plus usité, surtout l'huile de cade. Il faut l'employer pure ; diluée, elle est à peu près inefficace. Les préparations mercurielles sous forme de pommade rendent presque autant de service que le goudron ; elles sont plus propres et moins désagréables pour le malade. J'emploie habituellement la pommade mercurielle ammoniacale sur le visage et le cuir chevelu ; sur le corps je préfère le calomel incorporé à la cosmoline dans la proportion de 10 p. 100. Depuis quelque temps, on se sert, surtout dans les cas rebelles, de la poudre de Goa, dont le principe actif est l'acide chrysophanique. Très utile dans un grand nombre de cas, elle échoue lorsque l'éruption est compliquée d'accidents inflammatoires. On l'incorpore à de l'axonge chaude ou à de la vaseline, dans la proportion de 5 à 20 0/0, suivant l'intensité de la maladie et la susceptibilité de la peau.

LICHEN PLANUS

SYNONYMIE. — *Lichen ruber* (Hebra).

OBSERVATION I. — *Lichen planus disséminé.* — M. A., 35 ans. Le malade appartient au Dr Sherwel. L'éruption, qui existe depuis trois mois, est plus étendue que d'habitude. Elle est très marquée sur le cou et sur le dos, où les papules se sont réunies en plaques très étendues. Sur les membres supérieurs et inférieurs, on voit de nombreuses papules disséminées, aplaties à leur sommet et ombiliquées. Les démangeaisons d'abord très vives se calmèrent sous l'influence du traitement ; les papules se transformèrent en simples macules, tout en conservant leur aspect luisant. Dans ce cas on prescrivit au malade de la quinine, de la strychnine et de l'acide nitro-chlorhydrique à l'intérieur ; et comme traitement local, de l'huile de lin, du bichlorure de mercure, de l'acide hydrocyanique dilué, dans une émulsion d'amandes amères, et des bains répétés. L'état du malade s'améliora rapidement.

OBSERVATION II. — *Lichen planus confluent.* — C. J., 50 ans. Ce malade appartient au Dr Bronson. L'éruption, qui existe depuis trois mois, commença par de petites papules rouges, situées sur la face antérieure des avant-bras. Des lésions semblables se développèrent sur d'autres parties du corps. Au moment de faire la photographie, les jambes, les cuisses et la poitrine étaient couvertes de papules brillantes, à sommet aplati et légèrement ombiliqué. Sur la partie antérieure des poignets, les papules s'étaient réunies pour former des plaques assez étendues, rouges ou violacées, couvertes d'écailles brunâtres et de petites fissures superficielles. L'éruption était accompagnée de vives démangeaisons. A l'intérieur, on prescrivit d'abord cinq gouttes de la solution de Fowler, et à l'extérieur, des lotions émollientes. Le malade revint à la consultation quatre mois après. Depuis sa première visite, il s'était fait plusieurs nouvelles poussées de papules, mais les anciennes avaient disparu. Sur les poignets, les plaques confluentes avaient été remplacées par de simples taches de couleur foncée.

Les anciens dermatologistes donnaient le nom de *Lichen* à toutes les affections papuleuses de la peau. Ils en décrivent plusieurs variétés.

Une étude plus approfondie des maladies de la peau a démontré que toutes ces variétés n'existent pas; qu'on avait réuni sous un même nom, plusieurs maladies très distinctes, mais qui, à une certaine époque de leur évolution, sont caractérisées par des papules. D'après beaucoup d'auteurs, le *Lichen simplex* est une variété papuleuse de l'eczéma (voy. ECZÉMA PAPULEUX, pl. VIII). Le *Lichen lividus* est le *Purpura papuleux;* le *Lichen urticatus*, l'*Urticaire papuleux;* et le *Lichen syphilitique*, une *Syphilide papuleuse.* Dans ce dernier cas le nom dénote la nature de la maladie.

Il existe cependant des éruptions papuleuses que l'on n'a pu rattacher à aucune autre affection de la peau; on leur a conservé le nom de Lichen.

Le *Lichen planus* est caractérisé par une éruption de papules particulières, plus ou moins confluentes, réunies en un seul groupe, ou disséminées sur toute la surface du corps. Elles ont, comme signe caractéristique, un sommet aplati. Les papules sont peu saillantes, et quoique leurs parois s'élèvent presque perpendiculairement à la surface de la peau, leur sommet n'est ni conique, ni arrondi, comme celui des papules ordinaires. On dirait des papules dont le sommet aurait été coupé avec un rasoir. Le sommet est lisse, dur et luisant; au centre on voit habituellement une petite dépression. La base de la papule est souvent anguleuse. Le volume des papules varie considérablement d'individu à individu, et quelquefois chez le même malade. Ordinairement elles sont grosses comme une tête d'épingle, mais souvent elles dépassent ces dimensions. Comme dans les syphilides, le lichen peut se présenter sous la forme miliaire ou lenticulaire. Lorsque les papules sont petites, elles présentent une coloration légèrement jaune-rouge ; quand elles sont plus grandes, une coloration rouge foncé, ou violacée, le centre étant plus clair que la périphérie. Les papules peuvent être régulièrement disséminées sur une surface assez limitée, ou réunies en groupes, tout en restant isolées. Une fois développées, elles persistent comme papules et ne se transforment jamais en vésicules ou en pustules. Elles n'augmentent pas de volume. Les plaques sont formées, grâce au développement de nouvelles papules parmi les anciennes. Les papules isolées ne sont pas recouvertes de squames ; mais lorsqu'elles sont confluentes, elles perdent leur forme et leur aspect caractéristiques ; la peau devient épaisse, sèche, cornée, et rugueuse. Sur le bord de ces plaques ainsi constituées, on voit quelquefois des papules typiques. L'éruption se développe plus ou moins rapidement ; quelquefois elle devient très étendue en quelques semaines. Les petites plaques, au contraire, se modifient très lentement. Dans la grande majorité des cas l'affection est chronique et tenace.

L'*étiologie* du lichen est peu connue. Il survient de préférence chez des individus débilités ; l'état général est plus mauvais dans cette affection que dans l'eczéma et le psoriasis. Il s'observe dans les deux sexes, mais plus fréquemment chez les femmes qui ont atteint l'âge mûr. Il n'épargne aucun âge, et se montre sur presque toutes les parties du corps ; mais peut-être plus fréquemment sur l'avant-bras et le poignet.

Le *diagnostic* du lichen planus n'est généralement pas difficile pour celui qui a en vue un cas bien caractérisé. La description qui précède s'applique aux cas typiques, et à aucune autre affection de la peau. On ne doit pas le confondre avec la syphilide papuleuse ; dans cette affection les papules sont disséminées sur toute la surface du corps, et les démangeaisons font défaut. A première vue, on pourrait les confondre avec l'eczéma papuleux ; mais dans cette affection les papules ont une coloration plus vive ; elles sont coniques, et leur sommet n'est jamais aplati et ombiliqué.

LICHEN RUBER

SYNONYMIE. — *Lichen planus* (Hebra).

OBSERVATION. — C. T. 35 ans. Cette malade appartient au Dr Sherwell. L'éruption parut à l'âge de sept ans, sous forme de papules discrètement disséminées sur le dos des mains ; elle envahit successivement la face externe des bras, le cou, les épaules, la face dorsale des pieds, les genoux, et enfin le tronc. Elle est restée nettement papuleuse depuis le début ; elle présente une coloration rouge foncé. Au moment où la photographie a été faite, l'état général de la malade était assez mauvais. D'ordinaire les démangeaisons étaient peu vives, parfois, cependant, elles devenaient intenses. Les muqueuses linguale et pharyngienne étaient rugueuses. Tous les ongles étaient malades ; ils étaient minces et cassants. Depuis deux ans la malade avait été traitée tantôt par des toniques, tantôt par des altérants et des émollients à l'extérieur. Son état s'était amélioré graduellement. Antérieurement elle avait pris de l'arsenic, mais sans résultat. Des frictions avec de l'huile de lin, et à l'intérieur de la graine de lin écrasée et du lait semblent avoir produit le plus d'effet.

Hebra est le premier dermatologiste qui a décrit le *Lichen ruber* comme affection distincte. Il lui donna ce nom parce qu'il est caractérisé par des papules d'une coloration rouge foncé, quand elles n'ont pas été décolorées par suite d'une desquamation de l'épiderme. La maladie telle qu'elle a été décrite par Hébra est très rare. Notre cas et celui du Dr White de Boston, sont, d'après mon expérience, les deux seuls qui aient été observés en Amérique.

J'ai vu des cas de lichen planus, mais ceux-ci ne ressemblaient pas au lichen ruber des auteurs allemands. D'après les observations que je fis sur cette dernière affection à l'hôpital de Vienne, et d'après les descriptions qu'en ont donné Hébra, Neumann et d'autres, enfin après l'examen du cas du Dr Sherwell, je ne serais guère disposé à confondre le Lichen ruber avec le Lichen planus, décrit pour la première fois par Wilson, Tilbury Fox, Kaposi, Taylor, Bulkley et Dubring qui affirment que ces deux maladies sont identiques. Piffard les considère comme deux affections distinctes. Voici ce qu'il dit à ce sujet : « Cette manière de voir, à savoir que le Lichen planus et le Lichen ruber sont identiques, défendue par des auteurs si éminents, est très plausible et pourrait être définitivement acceptée, si quelques faits, que ses partisans n'expliquent pas d'une manière satisfaisante, ne venaient lutter contre elle. En premier lieu, Wilson observa 50 cas de Lichen planus, caractérisés par des papules ombiliquées et des taches pigmentées, qui suivirent une marche bénigne. Hébra observa 14 cas, sans ombilication des papules et sans taches, dont la plupart se terminèrent par la mort. On ne peut guère admettre que l'ombilication ait pu échapper à un observateur aussi éminent qu'Hébra ; que Wilson n'ait rencontré que des cas bénins et Hébra, des cas graves. Depuis la publication du travail de Wilson, Hébra et Kaposi ont observé un certain nombre de cas caractérisés par une éruption bénigne de pustules ombiliquées, et ils leur ont donné le nom de Lichen ruber. — Il ne s'en suit pas que les deux affections soient identiques. En 1868, Neumann décrivit les lésions microscopiques du Lichen ruber, et, en 1872, Biesiadekci, celle de l'éruption ombiliquée ; il existe de grandes différences entre ces deux affections. Enfin, personne, à ce que je sache, n'a observé la transition entre le lichen planus typique et le lichen ruber. »

Le *lichen ruber* a beaucoup de rapports avec le *lichen planus;* qu'il nous suffise de rappeler les différences qui les séparent.

LICHEN RUBER.

Au début les papules du Lichen ruber ont une coloration rouge vif; elles sont coniques, surmontées d'une squame mince et adhérente. Lorsqu'elles sont confluentes, ce qui arrive habituellement, la peau devient rugueuse comme dans le Lichen planus.

L'éruption ne se montre sur aucune région particulière, mais elle tend à envahir toute la surface du corps. Les ongles sont atteints d'une manière caractéristique, ils s'amincissent, leur surface devient rugueuse, leurs extrémités cassantes. Ces lésions et l'œdème qui les accompagnent, gênent les mouvements des mains et des pieds. Lorsque l'éruption a duré quelque temps, le malade maigrit et meurt.

Le peu d'accord qui existe entre les auteurs sur le *pronostic*, provient évidemment de ce qu'ils ont confondu le Lichen ruber avec le Lichen planus. Tandis que la guérison est presque certaine dans un cas, on ne peut que l'espérer dans l'autre.

Le *traitement* du lichen ruber est le même que celui du Lichen planus — ce qui est utile dans un cas, l'est aussi dans l'autre.

L'état général étant très mauvais dans tous les cas, il est indispensable de veiller à l'alimentation et à l'hygiène du malade. On surveillera surtout les organes digestifs et l'on prescrira une nourriture fortifiante et très digestive.

Des remèdes internes, les diurétiques alcalins, qui diminuent la congestion de la peau, sont les plus utiles. Dans le Lichen ruber, comme dans le Lichen planus, et même dans toutes les affections chroniques de la peau où il existe un défaut d'oxygénation du sang, il est bon de prescrire un gramme ou plus de chlorate de potasse dissout dans une grande quantité d'eau, que le malade prendra un quart d'heure après le repas, et un quart d'heure plus tard, 20 gouttes d'acide nitrique dilué. Wilson recommande la quinine, l'acide nitro-chlorhydrique et les ferrugineux. Dans le Lichen ruber, Hebra conseille l'arsenic. On devrait aussi essayer les applications d'huile de lin, qui dans le cas du Dr Sherwell, a rendu de grands services. Localement, des bains et d'autres remèdes émollients sont utiles, quand il existe des signes de congestion; mais, habituellement, le Lichen planus supporte bien les frictions au savon et les préparations de goudron.

HERPÈS

SYNONYMIE. — *Ignis sacer*. — Feu de Saint-Antoine. — Érysipèle pustuleux. — Dartre phlycténoïde. — *Zona repens*.

OBSERVATION. — John B., âgé de 9 ans. Après quelques jours de fièvre, l'éruption parut subitement, le 7 juin, sur le visage, sous forme de plaques érythémateuses recouvertes de vésicules. La planche XVIII montre l'éruption au second jour ; les vésicules étaient alors plus grandes et en partie confluentes. Maitenant le malade a beaucoup de fièvre. La mère raconte qu'il avait été très agité la nuit précédente, et que le corps avait été très rouge. On lui prescrivit une goutte de teinture de *rhus* (1), toutes les trois heures, et le lendemain (9 juin) il était mieux. Le 10 juin, l'éruption était en voie de se dessécher. Le 11 juin, le malade allait assez bien ; il était cependant un peu faible et se plaignait de coliques. L'éruption avait été accompagnée de quelques démangeaisons ; et on voyait, sur plusieurs endroits de la figure, les traces des ongles. Aucune cause ne put expliquer cette maladie. La mère raconte qu'à plusieurs reprises son enfant avait eu une éruption semblable, quoique moins forte, sur le nez, la bouche et les joues. Chaque éruption avait été précédée ou accompagnée de fièvre.

L'*Herpès* est un terme assez ancien, pour avoir été employé par Hippocrate. Il a été appliqué par les auteurs anciens à des affections nombreuses et variées. Même de nos jours, on l'applique, accompagné de divers adjectifs qualificatifs, à des affections vésiculeuses, bulleuses et parasitaires. Les dermatologistes modernes ne se servent de ce nom que pour désigner des affections aiguës caractérisées par des groupes de vésicules. Au point de vue clinique, je crois devoir séparer le zona et l'hydroa, deux affections vésiculo-bulleuses, de l'herpès ordinaire, que l'on rencontre si fréquemment sur les lèvres et le prépuce. Nous ferons connaître les raisons pour lesquelles nous séparons le zona de l'herpès et les relations qui existent entre l'hydroa et l'herpès.

On peut *définir* l'herpès : une affection inflammatoire aiguë, caractérisée par le développement d'un ou plusieurs groupes de vésicules, sur le visage ou sur les organes génitaux externes. Lorsqu'il se montre sur la figure, il s'accompagne souvent de fièvre. Cette définition restreint l'herpès à deux affections vésiculeuses insignifiantes, auxquelles on a donné les noms, d'après leur siège, d'*Herpès facialis* et d'*Herpès progenitalis* (*herpès progénial* d'Alibert).

L'herpès *facial* se développe le plus souvent sur les bords des lèvres et constitue ce que l'on appelle vulgairement les *boutons de fièvre* (*Herpes labialis*). Dans ces cas, les vésicules sont habituellement peu visibles. Le plus souvent, il se forme sur deux ou trois points de la lèvre un peu de tuméfaction, accompagnée d'une sensation de cuisson ; ces taches se recouvrent rapidement d'une mince croûte. L'éruption se manifeste souvent sans cause connue, ou à la suite d'un rhume. Elle s'étend quelquefois de la muqueuse de la lèvre sur la surface cutanée, et des groupes de vésicules se montrent sur le nez et les joues. Lorsque l'éruption est aussi étendue, elle est généralement, surtout chez les enfants, accompagnée de fièvre plus ou moins intense. Dans quelques cas rares, l'éruption envahit le front, les sourcils, les oreilles, la muqueuse linguale et la bouche.

Quel que soit leur nombre, les groupes de vésicules se développent ordinairement simultanément ; en cela, l'herpès diffère du zona et de l'hydroa. Les vésicules naissent sur une base érythémateuse ;

(1) *Rhus Glabrum* ou sumac, de la famille des Térébinthacées.

elles sont arrondies, tendues et quoique plus grandes que les vésicules d'eczéma, sont moindres que celles de l'hydroa. Une sensation de cuisson accompagne leur apparition, mais disparaît lorsqu'elles ont atteint leur maximum de développement. L'herpès ne s'accompagne jamais, comme le zona, de douleurs névralgiques.

Les vésicules, lorsqu'on les protège contre les traumatismes, se rompent rarement. Elles se dessèchent, et, dans l'espace de huit jours, se transforment en croûtes minces, de teinte foncée, qui, en tombant, laissent à découvert une peau légèrement rouge. Chez quelques malades, comme celui qui fait le sujet de la planche XVIII l'herpès tend à récidiver de temps à autre.

L'*étiologie* de l'herpès facial est peu connue. Qu'il soit souvent dû à une action réflexe, est prouvé par son apparition au début de la pneumonie et de la fièvre qui suit l'opération de l'uréthrotomie interne. L'idée que son apparition dans le cours d'une maladie est un signe favorable, ne repose sur aucune base scientifique.

Le *traitement* doit être surtout expectant. On peut appliquer sur la peau, n'importe quelle poudre absorbante, quand l'éruption est très étendue, et, au début, de l'esprit de camphre ou quelque liquide stimulant semblable, pour arrêter son développement; s'il ne réussit pas, ce qui arrive habituellement, on le remplace par du cold-cream, qui ramollit les croûtes.

L'*herpès progenitalis* consiste en une éruption d'une ou deux petites vésicules situées sur une base érythémateuse, et n'est accompagnée d'aucune fièvre. Chez l'homme, elle se développe sur la peau de la verge, le prépuce ou le gland; chez la femme, sur les lèvres et le pubis. Elle est facile à reconnaître, lorsqu'elle siège sur une surface cutanée, mais sur la muqueuse des organes génitaux, les vésicules se modifient rapidement et laissent après elles une petite érosion. L'herpès de la face interne du prépuce est très commun; souvent les médecins et les malades le prennent pour une affection vénérienne. Cela peut arriver; chez un individu prédisposé à l'herpès, le coït est capable de provoquer l'éruption. Celle-ci est aussi quelquefois le résultat d'une contagion directe, car le sérum des vésicules a pu être inoculé avec succès. Mais l'herpès du prépuce est une affection très inoffensive. Il se déclare souvent chez des individus qui n'ont jamais eu de maladie vénérienne, et qui n'ont pas eu de rapports avec une femme malade. Les vésicules sont légèrement douloureuses, et quelquefois accompagnées de démangeaisons. Des soins de propreté font disparaître l'éruption en quatre ou cinq jours. De même que dans l'herpès de la face, l'affection a une tendance à récidiver, particulièrement chez ceux qui ont une maladie vénérienne. L'herpès survient souvent à la suite d'un chancre non infectant. Dans ce cas, on pourrait croire à une récidive, ou à une nouvelle infection.

Le *traitement* est simple. Il suffit de maintenir les parties propres et sèches.

ZONA

SYNONYMIE. — *Herpes zoster* (Willan). — *Erysipelas zoster* (Sauvages). — *Ignis sacer*, *Erysipelas pustulosum*, *Zona repens*, *Zona serpiginosa*. — Feu de Saint-Antoine. — Dartre phlycténoïde en zone.

OBSERVATION I. — Johnny G. 3 ans 1/2. Un malade du service des enfants du Dispensaire de New-York et qui me fut envoyé par le Dr G. W. Robinson. Le 30 septembre, au dire de la mère, l'enfant se portait aussi bien que d'habitude. — 1er octobre. Triste et mal à son aise dans l'après-midi; il eut un peu de fièvre dans la nuit. — 2 octobre. Un groupe de petites vésicules se montra à gauche des vertèbres dorsales et d'autres plaques rouges sur le côté du thorax. Pendant cette nuit et la suivante, l'enfant fut très agité. Il se plaignait pendant la journée que l'éruption était douloureuse, ce qui ne l'empêcha pas de courir par la maison. Je le vis le 4 octobre. Les vésicules, sur le côté, s'étaient réunies pour former de grandes bulles du volume d'un œuf de pigeon. Je prescrivis du bromure de potassium. Le lendemain, après avoir peu dormi pendant la nuit à cause de la douleur, les bulles étaient devenues plus flasques. Les vésicules situées près de la colonne vertébrale, qui s'étaient développées les premières, étaient aplaties ou contenaient un liquide opaque ou séro-purulent. C'est à ce moment que l'on fit la photographie. On recommanda à la mère de saupoudrer largement l'éruption avec de la poudre d'amidon et de donner à l'enfant de la teinture de Garou à petites doses souvent répétées. — 7 octobre. Il a mieux dormi les deux dernières nuits, et aujourd'hui il est plus gai. Près de la colonne vertébrale, l'éruption consiste en de petites vésicules confluentes et purulentes; le centre des plaques blanches a une tendance à devenir plus foncé. Sur la poitrine, l'éruption est en voie de se dessécher rapidement. Les bulles ont été remplacées par deux croûtes minces et noires; l'une d'elles est déprimée et nous fait croire qu'elle laissera une cicatrice.

OBSERVATION II. — P. T. 24 ans. L'éruption sur le côté droit fut observée pour la première fois le matin, au moment du lever. La nuit précédente, le malade avait eu un peu de fièvre et des sueurs abondantes. L'éruption, photographiée le troisième jour, commençait à disparaître; quelques groupes de petites vésicules s'étaient réunis et aplatis. Le malade était pâle, ses traits exprimaient la fatigue et l'anxiété. Il se croyait cependant aussi bien portant que d'habitude. L'éruption était le siège d'une sensation de cuisson, et il y avait un peu de douleur à la pression sur le côté droit de la colonne vertébrale.

Le nom d'*herpès* est un terme générique que les dermatologistes ont appliqué à toutes les affections de la peau, caractérisées par des groupes de vésicules. Il en résulte que l'on a rattaché le zona à l'herpès des lèvres et du prépuce et à d'autres affections plus rares, qui en diffèrent cependant considérablement au point de vue clinique. Il est préférable de considérer le zona comme une affection spéciale.

Les traits caractéristiques qui distinguent le zona de l'herpès sont, en quelques mots, les suivants : le *zona* est presque invariablement unilatéral, il présente de grandes plaques de vésicules, situées sur une base fortement congestionnée et suivent habituellement le trajet d'un nerf; il est accompagné de douleurs névralgiques et lancinantes; il dure de deux à quatre semaines environ, et laisse quelquefois des cicatrices.

L'*herpès*, au contraire, est habituellement bilatéral, quelquefois symétrique, s'il est très étendu; il ne suit pas le trajet des nerfs; il n'est pas accompagné de douleurs névralgiques; il varie considérablement d'intensité et de durée ; enfin il ne laisse pas de cicatrices.

On peut donc *définir* le *zona*, une éruption vésiculeuse unilatérale et située sur le trajet d'un ou plusieurs nerfs cutanés. Ce n'est pas une affection très commune; on la reconnaît facilement. L'éruption se montre sur un côté de la poitrine ou de la taille en forme de ceinture ; d'où son nom. Elle peut se développer sur la tête et sur les membres, suivant, dans tous les cas, le trajet d'un nerf. Elle est très rarement bilatérale. Elle atteint également les deux sexes, et n'épargne presque aucun âge. Chez les enfants, elle est douloureuse pendant qu'elle existe, mais une fois guérie, elle n'est pas suivie de névralgies, comme chez les vieillards.

Le zona est ordinairement précédé d'un peu de fièvre, et paraît sous forme de plaques congestives. Avant que les vésicules aient paru, une sensation de picotement ou de fourmillement attire quelquefois l'attention sur l'éruption ; mais habituellement, elle est déjà caractérisée par de petites vésicules. Celles-ci atteignent rapidement le volume d'nn grain de chanvre. Fréquemment le volume des vésicules varie chez le même individu ; les plaques les moins développées sont couvertes de vésicules de la grosseur d'une tête d'épingle, tandis que sur d'autres, on en voit, qui ont atteint le volume d'un petit pois, et sont remplies d'un liquide transparent et jaunâtre. Les vésicules atteignent leur maximum de développement en quatre jours. Elles conservent leur tension pendant un jour ou deux, puis s'aplatissent graduellement.

Leur base est rouge ou cramoisie ; le contenu des vésicules devient opaque, même purulent. Pendant la deuxième semaine, il se forme des croûtes noires, qui se détachent graduellement pendant la troisième et la quatrième semaines. L'éruption peut avorter et commencer à se dessécher dès le deuxième ou le troisième jour.

A vrai dire, il n'existe pas de *variétés* de zona. Il est toujours caractérisé par les mêmes symptômes, quel qu'en soit le siège. Cependant, d'après le nom de la région qu'il occupe, on l'appelle zona de la tête, de la face, de la nuque, du bras, de la poitrine, de l'abdomen, zona lombaire, zona fémoral. On pourrait appeler *zona bullosa*, l'éruption qui s'était montrée dans une de nos observations. Nous y trouvons, en effet, un soulèvement accidentel de l'épiderme, produit par une exsudation rapide de serum et une confluence consécutive des vésicules.

Le zona reconnaît pour *cause* un trouble du système nerveux général, une lésion traumatique ou autre, du nerf qui anime la peau sur laquelle siège l'éruption. La maladie survient presque toujours subitement.

Le *diagnostic* est généralement facile ; difficile au contraire, quand l'éruption est mal caractérisée, comme cela arrive quelquefois quand elle se montre sur le cuir chevelu et les membres.

Le zona n'exige aucun *traitement* spécial. Il est inutile de chercher à faire avorter les vésicules avec du nitrate d'argent ou des vésicatoires. A l'aide d'un linge fin, on protège l'éruption contre le frottement des vêtements, et on la saupoudre avec de l'amidon, pour absorber le liquide lorsque les vésicules se rompent. Quand la douleur est très vive, on recouvre les plaques d'une couche de collodion élastique morphiné (Collodion 50 gram., sulfate de morphine 50 centigr.). A l'intérieur, on a préconisé le phosphure de zinc à la dose de 2 centigrammes, répétée toutes les trois heures. La durée de la maladie étant variable ; l'expérience seule d'un grand nombre de cas, nous permet de juger de la valeur des médications internes.

HYDROA

OBSERVATION. — Henry B. 15 ans. La planche XX montre le siège de l'éruption. La photographie avait été prise le dixième jour, époque à laquelle les bulles commençaient à s'aplatir. Leur contenu était légèrement opaque et l'épiderme qui recouvrait les plaques confluentes était ridé, par suite de la résorption de la sérosité. Les bras étaient raides et douloureux. L'éruption n'était accompagnée que de démangeaisons fort légères, sans aucun symptôme général. Du fer et de la quinine furent administrés à l'intérieur ; localement on appliqua de la poudre d'amidon. L'éruption disparut au bout de trois semaines. Le malade revint me voir deux ans et demi après ; une éruption à peu près semblable s'était montrée sur les mains, la face et le scrotum. Les paumes des mains furent atteintes aussi bien que le dos. Cette crise fut plus intense que la première et accompagnée de douleurs articulaires. Elle dura trois semaines environ. Pour calmer les douleurs locales et arrêter le développement des bulles, je prescrivis de la teinture de rhus toxicodendron à l'intérieur.

C'est Bazin qui donna, il y a vingt ans environ, le nom d'Hydroa à l'affection que nous étudions. Ce nom a pénétré peu à peu dans le langage médical, mais n'a pas encore un sens bien déterminé. On s'en sert pour désigner des éruptions vésiculeuses, ou vésico-bulleuses, ayant certains caractères cliniques qui les distinguent de l'herpès et du pemphigus, affections avec lesquelles on les confondait autrefois.

L'hydroa est une affection rare qui présente des *symptômes* caractéristiques qui permettent d'en faire une maladie à part, mais qui varient tellement, qu'on ne saurait en donner une définition précise, capable de comprendre toutes les formes de cette affection. Les symptômes principaux sont : une éruption symétrique, ayant un siège particulier, et tendant à reparaître à des intervalles plus ou moins longs, et s'accompagnant de phénomènes généraux.

L'hydroa débute ordinairement d'une manière subite sous forme de papules ou plaques érythémateuses, au centre desquelles se développent rapidement une ou plusieurs grandes vésicules hémisphériques. Elles contiennent d'abord un sérum transparent, qui ne tarde pas à devenir opaque. Les vésicules présentent alors une teinte blanche ou jaunâtre. Il se développe généralement en même temps, quelques vésicules ou bulles isolées, dont la base n'est pas érythémateuse. Elles peuvent atteindre le volume d'une bulle de pemphigus et s'entourer plus tard d'une petite auréole inflammatoire. Au centre des plaques, les vésicules tendent à s'affaisser, mais quelquefois leur bord se recouvre de nouvelles vésicules et tend à envahir les tissus voisins. Souvent l'éruption se fait par poussées successives, et, lorsqu'elle tend à disparaître sur un point, elle réapparaît sur un autre.

Généralement le contenu des vésicules est résorbé ; celles-ci se recouvrent alors d'un lambeau d'épiderme qui ne tarde pas à tomber ; d'autres fois, cependant, les bulles se rompent et se recouvrent d'une croûte jaunâtre ou foncée. Dans les cas légers, les principaux symptômes subjectifs consistent en une sensation de brûlure, mais souvent, et surtout dans les cas chroniques, en de vives démangeaisons. L'éruption est fréquemment précédée de malaise ; et pendant qu'elle dure le malade est incapable de vaquer à ses affaires. Elle s'accompagne souvent de douleurs articulaires ; on a même vu un épanchement se former dans le genou. Elle est généralement aiguë ; les vésicules peuvent alors disparaître au bout de quelques semaines ou de quelques mois ; quelquefois cependant l'éruption est chronique.

(1) Pour plus de détails, voy. *Archiv of Dermatology*, vol. III, p. 25 et vol. IV, p. 211.

HYDROA.

C'est une affection non contagieuse ; et, quoique souvent grave, elle se termine rarement, sinon jamais, par la mort.

L'hydroa *siège* de préférence sur les surfaces externes de l'avant-bras et de la main, la face, les oreilles, les organes génitaux, les genoux et les pieds ; souvent aussi sur la muqueuse buccale. La luette et le voile du palais sont quelquefois aussi le siège de vésicules et de rougeur inflammatoire. Il atteint principalement les individus jeunes, et se montre de préférence au commencement de l'hiver ou de l'été. Certains individus en sont atteints plusieurs fois par an ; et l'on a même cité des observations dans lesquelles les malades avaient été atteints d'hydroa, une fois tous les ans, depuis leur enfance.

Les *causes* de l'hydroa sont obscures ; il dépend d'un trouble nerveux et non d'une modification du sang.

Le *diagnostic* n'est pas difficile, mais comme il n'existe aucune ligne de séparation bien nette entre l'herpès, l'hydroa et le pemphigus, on est quelquefois embarrassé pour savoir à laquelle de ces trois affections l'on a affaire (1). Voici leurs symptômes principaux :

	HERPÈS.	HYDROA.	PEMPHIGUS.
Lésion.	Vésicules en groupes.	Grandes vésicules ou bulles, isolées ou en groupes.	Bulles toujours isolées.
Siège.	Face et organes génitaux seulement.	Face, avant-bras, scrotum, genoux et pieds ; rarement généralisé.	Toute la surface du corps.
Marche.	Aiguë ; ne dure que quelques jours.	Aiguë ou chronique ; dure quelques semaines au plus.	Chronique, dure pendant des années.
Traitement.	Inutile.	Peut hâter la guérison.	Presque incurable, se termine souvent par la mort.

L'état général doit nous préoccuper le plus dans le *traitement* de cette affection ; car dans le plus grand nombre des cas, l'état local n'a qu'une importance relative. On prescrira des toniques, l'arsenic, la quinine, l'huile de foie de morue, un repos absolu de corps et d'esprit, et un changement d'air, si c'est possible. La guérison ne se fera pas alors attendre. Lorsque les plaques sont très enflammées, on y appliquera la lotion ordinaire au plomb et à l'opium ; pour calmer les démangeaisons, de l'huile camphrée.

(1) Tilbury Fox croit que l'on peut considérer l'hydroa comme une forme d'*Herpes iris* et de pemphigus prurigineux. (Trad.)

ACNÉ

SYNONYMIE. — Couperose, dartre pustuleuse miliaire, et dartre pustuleuse disséminée (Alibert, Willan, Bateman, Rayer). — *Gutta rosea* (Darwin). — *Varus, Comedo, Rosea.*

OBSERVATION. — C. R., âgé de 20 ans, Américain. Le malade était blond, sa peau naturellement délicate. A part de la dyspepsie, il était bien portant. Les joues étaient rouges et presque entièrement couvertes de papules violacées et de pustules. Quelques-unes de ces dernières, situées près de l'angle de la mâchoire, étaient indurées à la base ; mais on n'y voyait aucun de ces tubercules durs et profonds, qui, nombreux, constituent l'acné indurée. Quelques comédons se trouvaient parmi les papules, et, dans la région zygomatique, on voyait de nombreuses saillies blanchâtres, de la grosseur d'une tête d'épingle, dues à la distension des petites glandes superficielles du derme. La figure rougissait à la suite d'une émotion ou d'une légère irritation externe. Dans ce cas on employa un traitement local émollient. L'irritation produite par l'expression des comédons amena quelques taches rougeâtres, qui durèrent à peu près une heure, et une poussée de nouvelles pustules. Les applications stimulantes les plus douces aggravaient invariablement la maladie. Ce n'est qu'après avoir fait disparaître les désordres digestifs et l'irritation de la peau, qu'une amélioration commença à se manifester.

L'acné est une affection inflammatoire des follicules sébacés, caractérisée par trois lésions distinctes : des papules, des pustules et des tubercules. Le nom d'acné a été appliqué par quelques auteurs à presque toutes les affections inflammatoires ou non des glandes sébacées, telles que le comédon, la miliaire, la séborrhée et le molluscum. Ces affections dépendent d'états pathologiques qui n'ont aucun rapport essentiel avec l'acné. Cependant il faut avouer, qu'une sécrétion très active des glandes et l'accumulation de la matière sébacée dans leurs conduits sont souvent accompagnées d'une inflammation folliculaire.

L'acné, même pris dans son sens restreint, est la plus commune des affections de la peau. On peut affirmer que la majorité des adultes des deux sexes ont eu, au moins dans leur jeunesse, une légère éruption d'acné, soit sur le visage, soit sur la partie supérieure du dos. C'est dans ces régions d'ailleurs que la maladie se montre de préférence. Dans les cas où le visage est atteint à un très haut degré, quelques traces de l'affection peuvent aussi se montrer sur le dos, les épaules et la poitrine. D'autres fois, au contraire, l'éruption peut affecter le dos sans se montrer sur le visage.

Les pustules syphilitiques sont ordinairement disséminées sur presque toute la surface du corps. Quelquefois on leur donne le nom, mais à tort, d'*acné syphilitique*. Ce ne sont pas de véritables pustules d'acné. On doit les appeler *pustules syphilitiques*. Certains médicaments et certaines irritations externes peuvent donner naissance à une éruption pustuleuse, sur différentes parties du corps. Quoique produites par une inflammation folliculaire, ce ne sont pourtant pas de véritables pustules d'acné. Elles en diffèrent au point de vue de leur cause, de leur marche et du traitement. Nous verrons plus tard que l'*acné rosacée* est une maladie à part.

Dans la pratique, on distingue deux variétés d'acné : l'*acné vulgaire* et l'*acné indurée*.

La première, la plus commune, est trop bien connue pour mériter une description détaillée. Chez quelques individus elle se développe sur le front et les joues sous forme de petites papules rouges, qui peuvent disparaître au bout d'une semaine et revenir, lorsque la cause qui les fait naître, que ce soit des troubles digestifs, menstruels ou autres, reparaît.

Chez d'autres sujets, les papules résultent d'une simple congestion folliculaire ; elles peuvent suppurer et se transformer en pustules; avant que celles-ci aient disparu, il s'en développe de nouvelles. Peu à peu la peau s'épaissit ; les savons et les pommades, les lotions et les baumes ne produisent aucun effet sensible et finalement la maladie devient chronique et défigure le malade, comme dans le cas qui fait le sujet de la planche XXI. L'éruption disparaît avec le temps, même sans traitement. Elle se développe rarement chez l'adulte, mais les pustules laissent souvent des dépressions qui ressemblent aux cicatrices de la petite vérole.

Les *causes* principales de l'acné (1) sont : des troubles digestifs et des irrégularités menstruelles, mais le plus souvent elles sont difficiles à saisir.

Pour le *traitement*, il ne faut pas trop se fier aux pommades sulfureuses, aux lotions au sublimé, aux savons médicamenteux ; il faut chercher surtout à relever l'état général. Si alors l'éruption n'avait pas disparu, les remèdes locaux les plus simples suffiraient. Dans un grand nombre de cas la peau est irritable ; il ne faut pas alors employer de remèdes irritants. Il suffit que le malade expose sa figure à de la vapeur d'eau, et qu'il l'éponge ensuite avec un mélange à parties égales de *bayrum* et d'eau pour qu'une amélioration rapide ait lieu. La lotion suivante est très utile :

♃ Acide acétique	16 gr.
Glycérine pure	48 gr.
Eau de Cologne	54 gr.

Mêlez. Étendre d'eau et appliquer matin et soir.

Au début on doit exprimer tous les comédons, même sous peine d'aggraver temporairement l'éruption. On ouvrira les pustules à mesure qu'elles se développeront ; pour calmer l'inflammation on appliquera sur la peau des linges chauds. On touchera légèrement les tubercules indolents avec de l'acide nitrique ou du nitrate acide de mercure. Lorsqu'il n'existe plus que de la rougeur sur les joues, on peut se servir d'une préparation sulfureuse. La suivante m'a rendu de grands services :

♃ Fleur de soufre	ãã 1 gr.
Acide tannique	
Onguent au pétrole	30 gr.

Mêlez.

(1) L'acné est plus fréquent chez la femme que chez l'homme. Chez la femme, le maximum de fréquence a lieu de 18 à 20 ans et de 40 à 50 ans ; chez l'homme, il a lieu de 40 à 45 ans. Les femmes du Nord y sont prédisposées. Hebra décrit deux variétés de couperoses dues aux boissons (trad.).

PURPURA

Synonymie. — Hémorrhée. — Hémacélinose. — Scorbut de terre. — Pétéchie. — *Morbus maculosus.* — Péliose d'Alibert.

Observation. — Mrs J. H., trente et un ans, veuve, cuisinière de profession. La malade était au Dispensaire de New-York, dans le service du Dr G.-W. Robinson. Elle n'a été réglée que deux fois dans sa vie : la première fois à l'âge de vingt et un ans, la seconde fois un an plus tard. Depuis un an, elle se plaignait de dyspepsie. En mai 1876, elle eut une attaque d'apoplexie et resta paralysée pendant quatre mois. En sortant de l'hôpital elle prit une place, mais ne put la conserver, à cause d'une éruption de purpura qui se montra sur les jambes, et qui disparut au bout de huit jours sans traitement. L'éruption revint à plusieurs reprises pendant l'année suivante. Au mois de juin 1876 elle s'adressa au dispensaire. Voici ce que constatent les notes prises à son sujet : femme à l'air peu intelligent; parole incertaine ; le côté droit est plus faible que le côté gauche ; langue sale, appétit vorace ; constipation ; plaques confluentes de purpura au-dessous des genoux, avec douleurs et œdème des jambes. Quelques taches discrètes de purpura au-dessus des genoux. On lui prescrivit une potion contenant du fer et de l'ergot de seigle, et on appliqua un bandage sur les membres inférieurs. Elle guérit au bout de six semaines. Un mois plus tard elle eut une nouvelle éruption, qui, sous l'influence du même traitement, guérit en huit jours.

Un épanchement de sang dans la peau peut se produire sous l'influence de trois *causes :* des violences extérieures, une augmentation de la pression sanguine, une faiblesse des parois vasculaires. A toutes ces formes d'hémorrhagie cutanée, quelques auteurs ont appliqué le nom de *purpura :* ce qui est manifestement une erreur, car alors on classerait une piqûre de puce, une ecchymose dans la même catégorie que le scorbut. On devrait donc restreindre le sens du mot et l'appliquer à une maladie spéciale, dans laquelle l'hémorrhagie cutanée constitue une lésion primitive. On exclurait ainsi du purpura, l'hémorrhagie qui résulterait d'un coup, d'une chute, de la morsure d'un insecte ; celle qui serait due à une obstruction de la circulation veineuse ; l'hémorrhagie secondaire qui se produit dans le cours des fièvres exanthématiques (variole par exemple) et dans certaines affections inflammatoires de la peau, telles que l'érythème, l'urticaire et le pemphigus, et enfin le scorbut, affection qui est produite par une cause définie et bien connue.

On a l'habitude de décrire quatre variétés de purpura. Sous sa forme la plus commune ou *purpura simplex*, de nombreuses petites taches (pétéchies) d'un rouge vif, ou violacées, apparaissent subitement sur les extrémités inférieures et, dans quelques cas rares, sur d'autres parties du corps. Elles se produisent spontanément et ne sont généralement pas accompagnées de phénomènes généraux bien marqués. Leur coloration change au bout de quelques jours et devient plus foncée, puis verdâtre, jaunâtre, comme les ecchymoses ordinaires : enfin elles disparaissent graduellement. De nouveaux épanchements se produisent de temps à autre dans le cours de l'affection, et forment des taches dont la teinte peut contraster fortement avec celle des taches, qui sont en voie de disparaître. Ordinairement les dimensions des taches varient depuis celle d'une tête d'épingle à celle d'un petit pois ; elles ne sont pas saillantes, et ne disparaissent pas sous la pression du doigt. Quelquefois elles sont légèrement saillantes au début ; d'autres fois il se forme de larges plaques livides, comme celles que l'on voit sur la planche XXII.

Le *purpura hémorrhagique* est une forme plus intense de la maladie, dans laquelle il se produit de grandes extravasations sanguines, non seulement dans la peau, mais aussi sur les membranes muqueuses. Il se produit des épistaxis, des hémorrhagies gingivales, des selles et des urines sanguinolentes. Les symptômes constitutionnels sont très prononcés, et la faiblesse qui résulte de ces hémorrhagies continuelles peut amener la mort.

Le *purpura rhumatismal* (*péliose*) est une affection particulière (que l'on considère comme une variété de purpura), dans laquelle des douleurs articulaires précèdent une éruption de petites taches hémorrhagiques, situées sur le tronc et les extrémités. Cette affection est de courte durée ; mais si les attaques de douleurs articulaires suivies d'hémorrhagies cutanées se répètent, elle peut se prolonger pendant des mois. Elle atteint généralement ceux qui ont la *diathèse rhumatismale*, mais qui, à part cela, paraissent jouir d'une bonne santé.

Le *diagnostic* des formes simples et hémorrhagiques du purpura est facile. Pour un œil exercé, les lésions cutanées sont caractéristiques; on peut facilement vérifier leur nature hémorrhagique, car elles ne changent pas de couleur sous la pression du doigt, caractère qui permet à l'individu le plus ignorant de distinguer le purpura des lésions inflammatoires. Le scorbut est considéré comme une affection distincte du purpura hémorrhagique, parce qu'il se développe graduellement, produit une tuméfaction considérable des gencives, ébranle les dents et occasionne une grande faiblesse (ce sont là, d'ailleurs, les symptômes principaux du scorbut); enfin parce qu'il se manifeste si souvent parmi les marins et chez ceux qui ne mangent pas de légumes frais. Le purpura rhumatismal pourrait être facilement confondu avec le rhumatisme, pendant les quelques jours qui précèdent l'éruption. Tilbury Fox considérait cette forme comme un érythème compliqué d'hémorrhagie.

Le *traitement* du purpura consiste principalement à en faire disparaître la cause, et à prescrire un repos absolu quand les hémorrhagies sont fortes et fréquentes. Le fer, l'ergot de seigle, les acides minéraux et la quinine sont des médicaments précieux ; mais il ne faudrait pas avoir trop de confiance en leur action, et négliger de prescrire le repos, une bonne alimentation et les soins hygiéniques indispensables. Dans les cas légers de purpura simple, un exercice modéré est plutôt avantageux que nuisible, et souvent il n'est pas nécessaire d'empêcher le malade de vaquer à ses affaires. Aucun remède ne hâtera la résorption des taches hémorrhagiques ; mais la teinture de perchlorure de fer arrêtera probablement le développement de nouvelles taches, et améliorera l'état général du malade. Dans le purpura rhumatismal, des soins suffisent en général pour amener une guérison rapide ; quelquefois, cependant, un narcotique est nécessaire pour calmer la douleur ; un tonique composé de fer ou de quinine est utile vers la fin de la maladie. Dans le purpura hémorrhagique, le malade doit être tenu aussi tranquille que possible. L'ergot peut être administré par la bouche ou en injection hypodermique; pour cette dernière on peut faire dissoudre 5 centigr. d'ergotine dans de l'eau tiède et de la glycérine. Celle-ci, avec de la glace, arrêtera promptement les hémorrhagies des membranes muqueuses. Le régime végétal, qui produit invariablement des effets si merveilleux dans le scorbut, n'a aucune valeur dans le traitement du purpura hémorrhagique.

MOLLUSCUM

Synonymie. — *Molluscum contagiosum* (Bateman). — Acné varioliforme (Bazin). — Acné molluscoïde (Caillault).

Observation I. — Joana E., cinq ans, fillette bien constituée et bien portante. Examinée le 8 avril 1876. Depuis un an, elle portait six ou huit tumeurs sur la cuisse gauche. Elle me fut amenée, parce qu'un groupe de ces tumeurs, assez volumineux, s'était enflammé et avait suppuré; il était recouvert d'une croûte noire. Dans ce cas, on ne put évoquer la contagion, comme cause de la maladie; ses frères et ses sœurs, avec lesquels elle jouait le jour et couchait la nuit, étaient sains, ainsi que les enfants du voisinage. Une de ses sœurs avait des verrues sur les mains.

Observation II. — Fannie W., un an et demi. Cette enfant présentait environ cent tumeurs, de volume variable, situées pour la plupart, sous le menton. Plusieurs d'entre elles s'étaient réunies pour former une tumeur, du volume d'un haricot; on en voyait aussi sur le cou, la poitrine et autour des yeux. Sa sœur aînée était saine; mais un an auparavant, j'avais soigné, pour la même maladie, un enfant qui demeurait dans la maison voisine. L'enfant fut éthérisée, et les tumeurs excisées avec des ciseaux courbes.

Le nom de *molluscum* a, pendant longtemps, été appliqué à deux maladies distinctes : le Fibrome ou molluscum fibreux de certains auteurs et le Molluscum contagiosum de Bateman.

La maladie à laquelle on devrait réserver le nom de molluscum est caractérisée par de petites tumeurs molles, d'un volume qui varie depuis celui d'une tête d'épingle à celui d'un petit pois; elles sont pédiculées et surmontées d'un petit orifice déprimé, contenant un liquide grumeleux. Elles ne sont pas rares chez les enfants, et siègent de préférence sur le visage et le cou. Elles sont d'ailleurs inoffensives. Elles ont quelquefois une tendance à se développer au pourtour des yeux et de la bouche. Exceptionnellement, je les ai observées sur le cuir chevelu, les oreilles et l'extrémité du nez. Chez les adultes, le molluscum atteint habituellement les organes génitaux; en réalité, il n'épargne presque aucune région du corps.

Le molluscum se développe lentement et dure indéfiniment. Il débute sous forme d'une petite tumeur, du volume d'une tête d'épingle, blanchâtre, saillante, surmontée d'une légère dépression centrale; la tumeur devient plus saillante à mesure qu'elle grandit. Quand elle atteint le volume d'une graine de chanvre, le sommet s'aplatit, et elle devient pédiculée. L'intérieur de la tumeur paraît plus blanc que les parois; quand on la comprime, il en sort une substance épaisse et crémeuse, composée principalement de corps ronds ou ovalaires, connus sous le nom de *corpuscules de molluscum*. Les tumeurs ont un aspect cireux, transparent; mais, quand elles atteignent le volume d'un pois, quelques petits vaisseaux sanguins se développent dans leurs parois. Elles ont alors une coloration rosée. Les tumeurs ne sont accompagnées d'aucune douleur. Elles persistent pendant un an au plus, ne dépassent jamais le volume d'un gros pois; enfin elles se flétrissent ou subissent une destruction de nature inflammatoire.

Dans un grand nombre de cas, les personnes atteintes de molluscum ont les mains couvertes de verrues.

L'*étiologie* du molluscum est obscure. On a cru qu'il était contagieux. On l'observe souvent, en effet, chez plusieurs membres d'une même famille. Dans les salles d'hôpital, il atteint quelquefois subitement un certain nombre d'enfants. Il se développe plus souvent chez les pauvres. Il ne faudrait pas croire pour cela que la pauvreté et la malpropreté soient les causes de la maladie. Les habitations humides et l'encombrement favorisent peut-être son développement. Une mauvaise constitution n'est pas toujours une cause de la maladie ; je l'ai observée chez des enfants forts et vigoureux aussi bien que chez des enfants chétifs et strumeux.

Le *diagnostic* est très facile, car les tumeurs ont un aspect caractéristique ; j'en ai vu sur le visage d'une jeune femme qui, de loin, ressemblaient aux pustules ombiliquées de la variole. En général, une erreur de diagnostic est cependant à peu près impossible.

Des fibromes peu volumineux pourraient être confondus avec le molluscum, d'autant plus facilement que dans la première de ces maladies les glandes contiennent souvent une accumulation de matière sébacée, qui en sort quand on les comprime. Les fibromes cependant ne présentent pas de dépression centrale ; ils ne sont pas réunis en groupes, et ne sont pas aussi durs que le molluscum ; souvent même ils sont mous ; enfin, quand ils sont nombreux, ce qui arrive habituellement, leur volume varie considérablement ; en général ils sont plus volumineux que le molluscum.

Le *traitement* est très simple ; il faut enlever les tumeurs en les irritant le moins possible. Quand leur situation permet de les exciser, il vaut mieux les couper avec un rasoir ou un couteau long et mince. L'hémorrhagie qui accompagne cette opération est à peu près nulle ; pour l'arrêter, il suffit de toucher les petites plaies avec du nitrate d'argent. Dans d'autres cas, on peut se servir de ciseaux courbes. Lorsque les tumeurs sont très petites, une légère cautérisation avec du nitrate d'argent ou de l'acide nitrique suffit pour arrêter leur développement et les faire disparaître. Lorsqu'un groupe de tumeurs s'est ulcéré, on détache les croûtes avec des cataplasmes ou un pansement à la cosmoline ; on y applique ensuite du baume de Pérou, pour hâter la cicatrisation.

La maladie *siège* dans l'épiderme ; rarement elle envahit le derme, aussi ne laisse-t-elle pas habituellement de cicatrices. Mais lorsque la tumeur s'enflamme et suppure, elle laisse souvent une petite cicatrice déprimée.

CORNES CUTANÉES

SYNONYMIE. — *Cornu cutaneum.*

OBSERVATION. — E. H. C., cinquante-huit ans. Il y a trois ans environ, un tubercule parut sur le bord de la lèvre inférieure, près de la commissure de la bouche. Quelques semaines plus tard, ce tubercule ressemblait à une croûte de rupia ; au bout de trois mois, à de la corne ; à la fin de l'année, il avait atteint une longueur d'un centimètre et demi environ. Vers cette époque, deux autres cornes firent leur apparition sur le côté opposé de la lèvre ; en six mois ces nouvelles cornes avaient acquis les dimensions de la première. Six mois plus tard, on les coupa au ras de la lèvre, mais un an après, elles avaient repoussé et atteint trois ou quatre fois leur volume primitif. Il y a deux mois, comme le malade se promenait dans un bois, en passant à travers des broussailles, les cornes furent violemment écartées (probablement arrachées). Il en résulta une plaie, qui ne s'est jamais cicatrisée, et qui fournit encore un pus sanieux et de mauvaise nature ; la plaie ressemble à un épithélioma. Les cornes que le Dr French eut la gracieuseté de m'envoyer, en même temps que la photographie, sont au nombre de trois ; la plus petite a 25 millimètres de longueur ; elle est d'une coloration blanc jaunâtre, lisse, dense ; son extrémité libre est fortement recourbée. Les deux autres ont plus de cinq centimètres de longueur ; elles sont d'un jaune-brunâtre, d'apparence rugueuse. Leur extrémité est moins fortement recourbée. Elles sont légèrement tordues et se bifurquent à trois centimètres environ de leur base. Les deux branches de l'une des cornes sont juxtaposées et parallèles, de longueur inégale ; tandis que celles de la seconde s'écartent en formant un angle aigu. La base des grandes cornes est creuse et, en se desséchant, est devenue friable (1).

Dans la littérature médicale, il existe un certain nombre d'observations, dans lesquelles des cornes se seraient développées sur différentes parties du corps humain. Ces cas pourraient nous surprendre, mais notre étonnement cesse lorsque nous réfléchissons à la structure de l'épiderme et des ongles, qui sont, en réalité, de nature cornée.

La tête est le *siège* de prédilection des cornes, mais ces appendices peuvent se développer sur n'importe quelle partie du corps. On les a rencontrées sur le cuir chevelu, le front, les tempes, le nez, les joues, la lèvre, la mâchoire, la poitrine, le dos, le pubis, le gland, le scrotum, le capuchon du clitoris, la cuisse, le genou, la jambe, la main et le pied. Elles sont plus communes chez les vieillards, mais ont été aussi observées chez les enfants.

Elles varient considérablement de volume et de forme ; quelquefois elles sont courtes et épaisses, ou coniques, d'autres fois longues, flexueuses et contournées plus ou moins en spirale. Rayer (2) mentionne le cas d'une vieille femme, qui portait sur le front une corne de 15 centimètres de long et de 15 à 16 centimètres de diamètre à sa base. Nayler a vu une corne de 25 centimètres de long et recourbée comme celle d'un bélier. Les cornes courtes, à extrémité arrondie, sont généralement plus épaisses à la base. Les cornes longues sont toujours recourbées ; quelquefois elles ont une direction spiroïde. Leur surface est rugueuse et en général striée transversalement. Lorsque la substance, dont elles sont composées, est de nature cornée, elles peuvent présenter des stries longitudinales et se fendiller suivant la direction de ces stries. La couleur de la corne varie du jaune au brun foncé et même au noir ; elle est plus claire au sommet qu'à la base. Leur consistance varie

(1) Communiqué par le Dr G. F. French de Minneapolis, Minn. (États-Unis).

(2) Rayer, *Traité théorique et pratique des maladies de la peau*, 2e édition. Paris, 1835.

aussi ; quelques cornes sont molles et friables, d'autres sont très denses. La partie externe est toujours plus dure que l'interne. Leur base, comme la racine des ongles, est souvent entourée d'une mince couche d'épiderme. Lorsqu'on la détache, la corne présente une dépression conique, en forme de coupe, qui correspond à une saillie légèrement bosselée, comme granulée, rouge et saignante. Lorsqu'on pratique sur une corne une coupe transversale, on voit qu'elle a une forme cylindrique ou légèrement aplatie. Le microscope démontre qu'elle est composée principalement de cellules épidermiques, rangées en cercles concentriques. La corne peut se développer à la surface de la peau ou dans un follicule sébacé volumineux.

Quant à sa *nature*, on peut la considérer comme une grosse verrue, ayant une base molle, pulpeuse, papillomateuse et surmontée d'un cône d'épiderme dense, ou comme un corps composé de matière sébacée ou épidermique desséchée et dure, qui prend la forme d'une corne, parce qu'elle a été repoussée lentement d'un kyste sébacé. Quelquefois l'ongle du gros orteil s'épaissit, s'arrondit et prend la forme et les autres caractères d'une corne.

Les cornes cutanées se développent lentement, et sans douleur, quand on ne les irrite pas. Si on leur imprime des mouvements violents, la base peut s'enflammer. Une corne peut aussi s'agrandir indéfiniment, mais, quel que soit son volume, plus elle sera longue, plus elle sera exposée à être arrachée. Lorsqu'elle tombe de cette façon, ou lorsqu'on la coupe au ras de la peau, la corne se reproduit, et ainsi une série de cornes peuvent se développer sur un même point. Assez souvent deux cornes naissent là où il n'y en avait qu'une auparavant.

Le *diagnostic* est facile quand la corne est en place. Dans le cas contraire, on pourrait confondre sa base avec un épithélioma, ou quelque autre tumeur maligne. On a vu un épithélioma survenir à la suite d'une corne de la lèvre.

Le *traitement* consiste non seulement à pratiquer l'ablation de la corne, mais aussi à détruire la base sur laquelle elle repose, afin de prévenir sa reproduction. La corne elle-même étant très mobile, se laisse facilement arracher, surtout lorsque sa base a été préalablement ramollie. On gratte celle-ci avec une curette et on la cautérise légèrement avec de la potasse caustique ou du chlorure de zinc. Ce mode de traitement amènera une guérison radicale ; il ne restera à sa place, qu'une légère cicatrice. Lorsque la corne naît dans un follicule distendu ou dans un kyste, il faut détruire ceux-ci en même temps que la corne.

ICHTHYOSE

Synonymie. — *Albarras nigra* (Avicenne). — *Impetigo excorticativa.* — *Lepra ichthyosis* (Sauvages).

Observation. — Garçon âgé d'environ dix ans, placé dans le service des enfants du dispensaire de New-York, sous la direction du Dr G. W. Robinson. Sa mère raconte qu'au moment de la naissance, la peau paraissait normale : ce n'est que depuis deux ans, qu'elle est devenue aussi rugueuse que le montre la planche XXV. Aucun autre membre de la famille n'avait été atteint de cette affection. De l'huile de foie de morue fut employée à l'intérieur et à l'extérieur, et sous son influence la peau reprit un aspect à peu près normal. La photographie fut prise au soleil, le malade étant couché sur le dos. Les écailles polygonales à bords saillants, s'observent sur la face externe de la cuisse. Autour du coude, la peau forme des plis parallèles, caractéristiques.

L'ichthyose est une maladie chronique de la peau, qui devient sèche et rugueuse.

Elle varie d'intensité. Tantôt elle est si légère que le toucher seul permet de constater sa présence ; tantôt l'épiderme normal est remplacé par de larges écailles polygonales ou des appendices cornés et noirâtres. Cette variabilité d'intensité de la maladie a permis d'en distinguer plusieurs formes, auxquelles on a donné les noms de *xérodermie*, d'*ichthyose simple* et d'*icthhyosis hystrix*. Ces noms sont utiles pour la description, mais il ne faudrait pas en conclure que la xérodermie et l'ichthyose soient des affections distinctes, que l'*ichthyosis hystrix* soit autre chose qu'une forme particulière de l'ichthyose ordinaire.

Dans les formes légères, qui se manifestent souvent chez les enfants, la sécrétion sébacée et sudorale sont affaiblies et l'épiderme devient rugueux. La couleur de la peau est un peu plus foncée que d'habitude ; elle paraît sale. D'autres fois, même à une période avancée de cette forme légère, l'épiderme s'hypertrophie et se fendille d'une manière caractéristique. Il en résulte des écailles en forme de losanges ou pentagonales, dont les bords sont légèrement saillants. Plus tard ou dans une forme plus intense, ces écailles prennent une coloration jaunâtre ou verdâtre, tandis que les sillons qui les séparent paraissent comme des lignes blanches, qui s'entrelacent et forment un véritable réseau. Les écailles sont cornées et quelquefois brillantes, mais elles ne se recouvrent jamais sur leurs bords, comme on pourrait le supposer d'après le nom de la maladie. Dans les cas très graves, quelques plaques se recouvrent de saillies papillaires noires. La peau présente alors l'aspect de l'écorce d'un arbre. Ces plaques ressemblent aux excroissances verruqueuses, qui paraissent sur la peau dans l'éléphantiasis. Lorsque ces saillies papillaires, qui sont toujours serrées les unes contre les autres et habituellement aplaties, deviennent allongées et pointues, on donne à la maladie le nom d'*ichthyosis hystrix;* parce que les appendices ressemblent aux pointes d'un porc-épic. On a exhibé des cas de ce genre, sous le nom d'*hommes porcs-épics*. L'homme-poisson du Tennessee était atteint d'ichthyose. Le docteur Yandell publie une excellente description de cette curiosité médicale (1).

La maladie envahit la plus grande partie du corps. La paume des mains, la plante des pieds, et les plis des membres sont toujours dépourvus d'écailles ; la peau de ces régions est seulement

(1) *Louisville Medical News*, 30 nov. 1878.

sèche (1); autour des coudes et des genoux les écailles sont plus petites. On y voit de nombreuses rides elliptiques ou replis de la peau.

La maladie débute habituellement dans l'enfance, jamais dans l'âge adulte. Dans la majorité des cas, la forme légère, ou xérodermie, tend à persister pendant toute la vie; dans d'autres cas, la maladie augmente d'intensité tous les ans. Elle est quelquefois héréditaire. Elle peut atteindre deux membres ou plus d'une même famille et épargner les autres.

Elle n'est accompagnée d'aucun malaise, d'aucune modification de la santé générale. Le malade sent seulement que sa peau n'est pas dans un état normal.

Les cas légers guérissent souvent pendant les chaleurs, alors que la sécrétion sudoripare est active; même dans les cas graves, une amélioration se produit à cette saison de l'année. En hiver les malades atteints d'ichthyose souffrent beaucoup du froid, et, lorsqu'elles sont exposées au vent, la face et les mains se gercent et deviennent douloureuses.

Le *diagnostic* de la maladie est facile, lorsqu'elle est très étendue et chronique et qu'elle n'est accompagnée ni de démangeaisons ni de rougeur. Le *pityriasis simple* est la seule affection qui ait quelque ressemblance avec elle. Mais dans le pityriasis, l'éruption n'est pas aussi étendue; la peau située sous les écailles est congestionnée, et les écailles tombent constamment ou se détachent avec facilité. Ces phénomènes font défaut dans l'ichthyose.

L'ichthyose *guérit* difficilement. On peut rendre à la peau son poli, mais, aussitôt que l'on cesse le traitement, les écailles réapparaissent rapidement.

Les corps gras, appliqués sur la peau, rendent les meilleurs services dans les cas légers. La cosmoline, la vaseline, l'axonge benzoïnée, les huiles d'amandes, de lin, de foie de morue, sont utiles et, comme chacun atteint le but que l'on se propose, à savoir de lubrifier la peau, il importe peu de choisir l'un ou l'autre. Balmanno Squire croit que la glycérine, diluée dans trois fois son poids d'eau, est plus utile que l'huile pour activer les fonctions de la peau.

Dans les cas graves où les écailles sont épaisses et cornées, les onctions peuvent encore être employées avantageusement, mais les frictions au savon et les bains répétés seront plus efficaces. Les plaques situées sur les surfaces extenseurs des membres deviennent quelquefois si dures, qu'on est obligé d'y appliquer des vésicatoires. Les bains turcs sont très utiles dans tous les cas d'ichthyose. L'amélioration, qui survient en été, démontre l'utilité des transpirations abondantes; les frictions servent à détacher les écailles. Après chaque bain, le corps doit être complètement enduit d'huile. On a prescrit le jaborandi à l'intérieur; il a produit une amélioration rapide dans l'état de la peau; mais il présente des inconvénients et on doit lui préférer le bain turc.

(1) D'après Hebra, ce mode de diffusion est passible d'exceptions fréquentes. Ainsi, dans certains cas, l'ichthyose apparaît, au contraire, précisément à la paume des mains et à la plante des pieds, sous forme d'*ichthyosis hystrix* intense ; car l'épiderme de ces régions est non seulement épaissi calleusement, mais il est en outre sillonné de nombreuses fissures longitudinales et transversales et présente l'aspect d'une surface verruqueuse, parsemée d'aspérités aiguës. (Trad.)

MORPHÉE, SCLÉRODERMIE

SYNONYMIE. — *Sclerema, Sclerema adultorum.* — Chorionitis cutanée (Forget). — *Cutis tensa chronica* (Fuchs). — Kéloïde d'Addison, *Elephantiasis sclerosa* (Rasmussen) ; sclérème des adultes.

OBSERVATION I. — *Morphée.* — Alice D., âgée de 35 ans. La malade est au Dispensaire de New-York, sous la direction du Dr P. A. Morrow. La plaque sur la partie supérieure du bras droit s'était développée depuis un an. Elle n'occasionnait ni douleur ni gêne ; c'est par hasard que la malade s'en aperçut. La plaque était dure, cornée ; on pouvait la pincer et la faire glisser sur les tissus sous-jacents. Elle présentait une apparence blanche, cireuse, polie, comme si elle eût été vernie, et ressemblait à une couenne de lard. En haut et en dehors, elle était limitée par un large bord parsemé de taches de pigment brunâtre, et de nombreuses taches blanches comme du lait. Sur la joue droite, il existait une plaque circonscrite, en voie de subir les premières modifications, qui ont lieu au début de cette affection ; on aurait pu la prendre pour une plaque de leucodermie. Les plaques sur le bras étaient prurigineuses, mais n'étaient accompagnées d'aucun autre symptôme subjectif. Pendant les quatre mois que je pus suivre cette malade, grâce à l'amabilité du Dr Morrow, l'état de la peau ne subit aucune modification importante. De blanche qu'elle était auparavant, la plaque devint jaune ou d'un blanc jaunâtre.

OBSERVATION II. — *Sclérodermie.* — Mary M., 10 ans. La malade appartient au Dr V. P. Gibney. L'éruption débuta à l'âge de trois ans, et, depuis cette époque, a progressé lentement. Elle n'a jamais été douloureuse. La moitié inférieure du côté droit de la figure était le siège d'une hémi-atrophie faciale typique. Sur le cuir chevelu, il existait une plaque couverte de cheveux blancs et une plaque d'alopécie circonscrite (1).

Il convient d'étudier ensemble la morphée et la sclérodermie, puisqu'il y a parenté entre ces deux affections, et, d'après quelques auteurs, identité pathologique. Mais qu'elles constituent des formes ou des périodes d'une même maladie, ou non, il est facile d'établir une distinction entre elles, au point de vue de la clinique, et, jusqu'à ce que leur nature soit mieux connue, on doit leur conserver des noms différents.

La *morphée* est une affection circonscrite. Au début elle apparaît sous forme d'une ou plusieurs plaques blanchâtres, circulaires ou ovales, limitées par un bord de couleur plus foncée. Lorsqu'elles sont multiples, leurs dimensions varient; elles sont habituellement situées sur le trajet d'un nerf. Elles augmentent lentement de volume et prennent une coloration qui ressemble à celle de l'albâtre, de la crème, ou mieux encore à celle du vieil ivoire. Elles sont rarement saillantes, mais le plus souvent déprimées. Leur surface peut être lisse et cireuse, ou rugueuse par suite de la présence de nombreuses petites rides, qui leur donnent un aspect ratatiné particulier. Quelquefois une plaque est dure au toucher; mais cette induration, quand elle existe, est toujours superficielle; d'autres fois, au contraire, elle peut communiquer au doigt une sensation qui ne diffère que peu de celle de la peau normale. Leur bord étroit présente souvent une coloration rouge foncé ou violacé ; il constitue alors un des caractères saillants de cette affection. Des macules, ayant à peu près la même couleur, précèdent souvent le développement des plaques blanches.

Cette affection *siège* surtout sur les extrémités, mais on la rencontre aussi sur le cou ou le tronc. Les plaques ne sont pas douloureuses, et, après une durée de quelques années, elles peuvent disparaître spontanément.

(1) Pour plus de détails sur ces deux observations voyez *Archiv of Dermatology*, avril 1879.

De cette courte description, on peut conclure qu'il existe une grande différence entre la morphée et la sclérodermie typique. Mais quelquefois les symptômes des deux affections se trouvent réunis. Le diagnostic est par conséquent incertain, et l'idée surgit que les deux affections sont de même nature.

Toutes deux atteignent plus souvent la femme que l'homme; elles sont assez rares dans l'enfance. Leur *cause* est inconnue et les personnes qui en sont atteintes semblent, à tous les autres points de vue, jouir d'une bonne santé.

Au début, la morphée se *distingue* de la sclérodermie, tout en ayant quelque ressemblance avec elle. — Les modifications que subit la peau, en dehors de son défaut de pigmentation et de l'anesthésie partielle dont elle est quelquefois atteinte, sont des symptômes précieux pour le diagnostic. Les macules blanchâtres, anesthésiées qui accompagnent quelquefois la lèpre existent aussi dans la morphée; mais leur véritable nature, s'il s'agit de la lèpre, est généralement révélée par la présence d'autres signes, propres à cette affection. On ne peut guère confondre la sclérodermie avec d'autres affections de la peau. Il est à remarquer, cependant, qu'il existe une inflammation aiguë de la peau, dans laquelle l'induration envahit rapidement une grande surface et qui disparaît avec la même rapidité. Cette affection doit être séparée de la sclérodermie et pourrait être appelée *sclériase* ou *sclérème*. Ce dernier nom a été appliqué à une affection de même nature qui atteint les nouveau-nés (sclérème des nouveau-nés).

On ne peut dire que bien peu de chose du *traitement* de la morphée et de la sclérodermie. L'arsenic à l'intérieur, et les courants continus appliqués localement, rendent les meilleurs services. Les courants continus ont produit des merveilles dans le traitement de la sclérodermie.

Ces affections évoluent lentement et leur *pronostic* est incertain. Une amélioration notable, sinon une guérison radicale, est toujours possible; et puisque l'état local dépend toujours plus ou moins de l'état général du malade, il ne faut négliger ni les toniques ni l'hygiène.

ÉLÉPHANTIASIS

Synonymie. — *Elephantiasis Arabum. Hernia carnosa.* — Maladie glanduleuse des Barbades. — Jambe des Barbades. — Sarcocèle égyptien (Larrey). — *Bucnemia tropica* (Mason-Good). — *Elephantiasis tuberosa* et *scrotalis* (Alibert). — Pachydermie (Fuchs). — *Spargosis fibro-areolaris* (Wilson).

Observation. — A. C., âgé de 19 ans, américain. Le malade appartient au Dr Ch. Jewett de Brooklyn ; les notes m'ont été fournies par le Dr P. L. Schenck, de Kings County Hospital. Le malade eut la scarlatine à l'âge de 9 ans ; celle-ci fut suivie d'un œdème généralisé. C'est vers cette époque que l'hypertrophie des membres inférieurs débuta. A des intervalles de trois ou quatre mois, il a été sujet à des frissons accompagnés de fièvre, qui durait trois ou quatre jours ; chacun de ces accès était suivi d'un accroissement considérable du volume des membres. Sur la partie antérieure des jambes on voit maintenant (décembre 1878) plusieurs plaques de peau épaisse et rugueuse. Sur la face postérieure de la jambe droite, il se forma une ulcération, il y a environ dix-huit mois. Depuis un mois les bords de la plaie se sont gangrénés, et celle-ci s'est convertie en une excavation de dix centimètres de diamètre sur onze de profondeur ; on y voit aussi une ou deux ulcérations superficielles, qui laissent suinter une grande quantité de sérosité. Depuis que ce suintement a lieu, le volume du membre a diminué. Le malade s'affaiblit de jour en jour.

On a donné le nom d'*Elephantiasis* à deux maladies entièrement distinctes : l'*E. proprement dit*, et l'*E. des Grecs.* Cette confusion dans les termes n'existe plus de nos jours : on a donné le nom de lèpre à l'*E. des Grecs* et on a conservé celui d'*Éléphantiasis* à la maladie que nous décrivons en ce moment.

L'*Éléphantiasis* consiste en une hypertrophie de la peau et du tissu sous-cutané. Il atteint principalement les membres inférieurs, surtout la jambe et le pied, et les organes génitaux. Rarement les deux jambes sont entièrement affectées, comme chez le malade qui fait le sujet de la planche XXVII ; ordinairement aussi elle ne dépasse pas les genoux. On a vu des cas, dans lesquels elle a atteint les joues, les seins et les membres supérieurs. Ces régions peuvent être le siège de *dermatolysie* (1) et de tumeurs fibreuses qui, au point de vue de leur volume, ressemblent à l'éléphantiasis. Ces affections en sont cependant tout à fait distinctes.

La maladie suit une *marche* chronique et n'affecte pas profondément la santé générale. Le malade se plaint surtout du poids de ses membres et de la difficulté qu'il éprouve à marcher.

On la rencontre dans toutes les parties du monde, surtout dans les pays chauds où elle semble atteindre les individus débilités par diverses causes. Dans les îles du golfe du Mexique, elle est si commune, qu'on lui a donné le nom de *jambe (ou mal) des Barbades.*

Il y a des rapports intimes entre l'éléphantiasis et les lésions qui produisent l'obstruction des vaisseaux lymphatiques. L'œdème joue un grand rôle dans son *étiologie.* Il se complique souvent d'érysipèle à la suite de chaque attaque de ce genre, la peau s'hypertrophie et durcit davantage. Les attaques continuent à des intervalles variables, jusqu'à ce que la partie malade ait atteint un volume considérable. Ainsi le scrotum peut pendre jusqu'à terre et peser plus de cent livres. Chez la femme, le clitoris et les grandes lèvres peuvent être atteints.

(1) La dermatolysie (dermatose hétéromorphe d'Alibert) est une affection rare de la peau, caractérisée par un développement anormal avec relâchement de la peau, qui se plie en double et retombe. Le derme est épaissi, ainsi que le tissu sous-cutané. Le névrilème subit en même temps une hypertrophie simple très considérable (trad.).

La peau malade présente une coloration foncée; elle est lisse et œdémateuse, ou fendillée et recouverte d'écailles. Par suite de son épaississement, la peau perd sa sensibilité; mais il n'existe pas de plaques anesthésiques, comme dans la lèpre. Dans les cas graves, des portions de peau deviennent pendantes ; il se forme alors entre elles des sillons profonds. Sur la face dorsale du pied et la face antérieure de la jambe, la peau est souvent verruqueuse, couverte de saillies papillaires, sèches et noires. De l'eczéma se développe souvent à la surface de la peau, et des fissures au fond des sillons. Dans beaucoup de cas, il se forme au fond des sillons de légères ulcérations, d'où s'écoule une grande quantité de lymphe. Les parties malades peuvent être frappées de gangrène, surtout quand le malade est affaibli et incapable de quitter son lit.

L'éléphantiasis n'est ni contagieux ni héréditaire. Les *causes* sont obscures, mais elles ont, sans doute, quelque rapport avec les habitudes des malades. On a cité, mais sans preuve à l'appui, la malaria, comme cause excitante de l'E; les varices, les cicatrices, les gourmes, les tumeurs osseuses et d'autres états locaux, qui tendraient à gêner la circulation veineuse et lymphatique. D'après une théorie nouvelle, l'éléphantiasis serait une affection parasitaire. Le docteur Manson, un chirurgien anglais qui exerce en Chine, a découvert la *filaria sanguinis* dans le sang d'individus atteints d'éléphantiasis, de lympho-scrotum et de chylurie. Avec d'autres auteurs, il croit que ce parasite vit dans les lymphatiques et produit l'éléphantiasis en obstruant ces vaisseaux. Comme dans le cas du tænia, la filaria subit ses métamorphoses en dehors du corps humain. C'est le moustique qui lui servirait d'intermédiaire. L'ovule de la filaria pénètre dans l'estomac de cet insecte, et y subit une métamorphose. Le moustique le dépose dans l'eau au moment de la ponte. La filaria adulte pénètre dans le corps humain et dans les lymphatiques.

Le *traitement* de l'éléphantiasis n'est pas toujours suivi de succès. Au début on combattra l'érysipèle par des cataplasmes et d'autres moyens antiphlogistiques. Plus tard la compression devient utile; elle diminue, quoique rarement d'une manière permanente, le volume de la jambe. Hebra recommande de maintenir le membre dans une position élevée et d'y appliquer une pommade mercurielle. La compression et la ligature de l'artère fémorale ont été pratiquées dans un certain nombre de cas et avec un succès partiel. L'amélioration qui survient alors est due à la diminution de la pression artérielle, qui gêne la circulation lymphatique. La sérosité est résorbée, quelquefois d'une manière permanente. Lorsque l'éléphantiasis atteint les organes génitaux, on a généralement recours au bistouri.

ROSACÉE

SYNONYMIE. — *Acné rosea, Acné rosacea, Gutta rosea, Gutta rosea hepatica.* — Couperose. — Acné érythémateuse. — Acné rosacée (Hardy).

OBSERVATION. — Marguerite K., 45 ans. Irlandaise. La malade est à la clinique des maladies de la peau du Collège Médical des Femmes. L'éruption existe depuis six ans environ ; elle s'est aggravée depuis un mois. La ménopause eut lieu deux ans auparavant. Les digestions sont pénibles et souvent la malade vomit ses aliments. Les désordres gastriques ayant été calmés sous l'influence d'un régime approprié, de la pepsine et du bismuth, on prescrivit, le 6 août 1878, une potion contenant du sulfate de fer et du sulfate de magnésie, et en application locale, la pommade suivante : soufre 4 parties, acide tannique 4 p. ; cosmoline 92 p. Une amélioration rapide eut lieu. Le 17 septembre l'éruption avait complètement disparu et la malade était beaucoup plus forte.

La *rosacée* est une maladie chronique de l'âge mûr.

Elle se développe sur le visage et résulte d'une dilatation des vaisseaux sanguins et d'une hypertrophie du tissu connectif.

Les symptômes principaux sont : de la rougeur et une tendance au développement de tubercules et de pustules. Elle a été décrite par quelques auteurs comme une variété d'acné, et même ceux qui l'ont considérée comme une affection distincte lui ont donné le nom d'*Acné rosacée.* D'autres auteurs, pour la distinguer de l'acné, lui ont donné un nom ancien, mais très expressif, *gutta rosea* ou *gutta rosacea.* Depuis peu on a séparé la rosacée de l'acné, sous le double point de vue du nom et de la nature. Cette réforme aura probablement pour effet de dissiper l'erreur qui consiste à confondre ces deux maladies.

La rosacée est commune aux deux sexes. On la rencontre surtout entre 30 et 50 ans. Elle a presque toujours son siège sur la ligne médiane de la figure. Les parties les plus souvent atteintes sont les joues, immédiatement au-dessous du bord sous-orbitaire. Dans les cas graves, un triangle d'un rouge vif se montre sur chaque joue entre ce rebord, l'arcade zygomatique et les muscles labio-nasaux. On observe souvent une forme plus légère sur le milieu du front, au-dessus de la racine du nez ; à une courte distance des commissures des lèvres, on voit fréquemment quelques taches rosées isolées.

La variété la plus simple de la rosacée est celle qui apparaît sous forme de macules rouges foncées ou de papules légèrement saillantes, résultant d'une congestion chronique ou d'une dilatation du plexus vasculaire superficiel, situé autour de l'orifice d'un follicule. Ces *taches* ou *gouttes rosées* présentent quelquefois un point central d'une coloration plus foncée. Ce point est plus saillant et parfois surmonté d'une squame ou d'une mince croûte. Le groupement de ces taches circulaires forme une plaque violacée, à surface saillante et inégale, parsemée d'orifices folliculaires béants et qui ressemble à une peau d'orange. A mesure que la maladie progresse, la plaque se couvre de tubercules, qui tendent habituellement à suppurer. Le sommet arrondi du tubercule prend une coloration jaune blanchâtre. Lorsque le malade se frotte la figure avec les mains ou une serviette, il s'écoule une petite goutte de pus qui, en se desséchant, forme une croûte de coloration foncée. Souvent les tubercules suppurent plus franchement et, dans les cas anciens, il se développe de nombreuses pustules ou abcès.

Ces pustules ne sont pas d'origine glandulaire. Elles diffèrent des pustules d'acné par leurs sommets arrondis et l'absence d'un comédon central. Dans l'acné, particulièrement dans l'acné indurée, il se développe quelquefois des pustules semblables ou de petits abcès superficiels, qui n'ont aucun rapport avec les glandes sébacées.

La dilatation des vaisseaux sanguins superficiels, quoique commune dans la rosacée, n'est pas un élément essentiel de la maladie. Lorsque cette dilatation est très marquée, ce qui arrive souvent sur les ailes du nez, on lui donne le nom de *Rosacée variqueuse*.

La forme la plus curieuse de la maladie est connue sous le nom de *Rosacée hypertrophique*. Elle ne se montre qu'à une période avancée de l'affection et siège principalement sur le nez. Les bosselures de la peau qui caractérisent la forme commune de la rosacée s'exagèrent à un tel point, que le nez prend des proportions phénoménales. De nombreuses tumeurs, dont le volume varie depuis celui d'un gros pois jusqu'à celui d'un petit œuf, et fréquemment pédiculées, font souvent saillie sur les côtés et l'extrémité du nez. Celui-ci peut atteindre le volume du poing, empêcher partiellement la vision ou pendre devant la bouche. Heureusement cet état est assez rare pour constituer une curiosité dermatologique.

La rosacée ressemble à l'*acné*, en ce qu'elle est souvent occasionnée par des désordres gastriques et utérins.

Le *traitement* consiste en moyens internes et locaux, employés simultanément. Pour réussir, il faut découvrir les causes prédisposantes et déterminantes de l'éruption. On fera disparaître les troubles digestifs et l'on prescrira une hygiène sévère. Pour être utiles, les applications locales doivent être proportionnées aux susceptibilités des malades. Dans les formes légères, lorsque la peau est irritable, mais encore peu épaissie, on peut employer, pendant que l'on attaque la maladie par un traitement interne, la lotion suivante :

℞ Borax	4 gr.
Glycérine pure	8 gr.
Eau de roses	128 gr.

Mêler. En lotions sur la figure.

La lotion suivante est un peu plus stimulante :

℞ Soufre précipité	10 gr.
Esprit de lavande	90 gr.

Mêler. Agiter avant de s'en servir.

Quand on peut avoir recours à des topiques encore plus excitants, un mélange de pommade à l'oxyde de zinc (1) et de pommade mercurielle ammoniacale (2) à parties égales est utile. Enfin, lorsqu'il existe une infiltration très marquée de la peau, des frictions avec du savon sont indispensables. On scarifiera les vaisseaux dilatés et, lorsque l'hémorrhagie aura cessé, on recouvrira la partie malade avec du collodion élastique.

La forme hypertrophique exige un traitement chirurgical.

(1) *Unguentum zinci oxidi.* — Oxyde de zinc 1 p., axonge benzoïnée 5 p. (trad.).

(2) *Unguentum hydrargyri ammoniati.* — Mercure ammoniacal 1 p., cérat 12 p. — Le mercure ammoniacal est un précipité blanc que l'on obtient en faisant réagir de l'ammoniaque sur du sublimé corrosif (trad.).

LEUCODERMIE

Synonymie. — Vitiligo. — Achromatie. — Atrophie pigmentaire de la peau. — Leukosis. — Albinisme (Rayer). — Morphée.

Observation. — Mme B., 68 ans, veuve, de nationalité écossaise, a été traitée par le Dr E. B. Bronson. La maladie débuta il y a deux ans, sous la forme de taches blanches situées sur les mains. Mme B. a toujours joui d'une bonne santé. La peau du visage, du cou et des bras est d'une coloration plus foncée qu'à l'état normal, comme si elle avait été exposée au soleil. Sur la peau ainsi pigmentée, on voit des plaques irrégulières, bien délimitées, blanches. On les remarque surtout sur le dos des mains, sur le front, à la naissance des cheveux, sur les paupières inférieures, au-dessus des oreilles et sur le bras. La malade croit qu'un de ses frères a eu la même affection.

La *leucodermie* ou *vitiligo,* comme l'affection est quelquefois nommée, résulte d'une disparition du pigment de la peau. Elle se développe sous forme de taches ou de plaques, sur différentes parties du corps. C'est une affection rare, qui se manifeste habituellement dans l'âge mûr, souvent chez des personnes qui semblent jouir d'une santé excellente. Les taches de leucodermie ont une tendance à s'agrandir graduellement, et en cela elles diffèrent de l'albinisme partiel; mais souvent elles restent stationnaires pendant bien des années, et quelquefois disparaissent spontanément. Au début, les taches sont rondes, en grandissant elles deviennent ovales; puis, en se réunissant, forment de larges plaques irrégulières, d'une coloration blanc laiteux, ou légèrement rosée, quand la circulation est très active. La peau adjacente, surtout celle qui entoure immédiatement la plaque, est plus foncée que d'habitude, ce qui rend le contraste plus frappant. La pigmentation décroît à mesure qu'on s'éloigne du bord de la plaque et reprend son aspect normal à 2 centimètres environ de distance.

La maladie consiste en une distribution inégale du pigment, qui est transporté d'un point à un autre de la peau. Au début, les plaques sont nombreuses, petites et isolées. Naturellement, à mesure qu'elles s'agrandissent et se réunissent, leur nombre diminue. Elles se développent de préférence sur la face, le cou et les mains. De ces points, elles s'étendent indéfiniment et envahissent la plus grande partie du corps. C'est ce qui arriva dans un cas cité par Hébra. Le malade, âgé de cinquante-six ans, n'offrait plus de pigment brun que sur les parties les plus périphériques du corps, par exemple sur la face dorsale des pieds et des mains; ce pigment était interrompu sur la partie externe des doigts, au coude et au visage; dans ces régions, on trouvait alternativement des taches brunes et des taches blondes. Les poils de la barbe, situés sur ces dernières, étaient gris, la tête presque entièrement chauve et décolorée, et tout le reste du corps était aussi sans pigment.

Puisque la maladie est simplement due à une absence de pigment dans les cellules de la couche de Malpighi, il s'ensuit que la partie malade n'est ni élevée ni déprimée, ni plus épaisse ni plus molle que la peau normale. Quelquefois les plaques paraissent être sensibles à l'action du soleil et des irritants internes. Elles ne sont jamais le siège de desquamation, ni d'aucun symptôme général ou local, tels que douleurs, démangeaisons, hypéresthésie, anesthésie, etc. Lorsque la leucodermie atteint des parties garnies de poils, ceux-ci blanchissent plus ou moins. Elle se montre quelquefois sur le cuir chevelu.

LEUCODERMIE.

A première vue, lorsque la maladie est très étendue, il est quelquefois difficile de dire si elle est caractérisée par des plaques blanches ou par des plaques pigmentées. Il faut alors se rappeler le fait suivant : la plaque leucodermique envahit la peau suivant une ligne convexe et alors le bord de la peau saine avoisinante est concave. Donc, dans un cas douteux, si la peau blanche est limitée par un bord convexe ou festonné, il est évident que nous sommes en présence d'une plaque de leucodermie ou d'albinisme partiel. Si au contraire les plaques blanches ont un bord concave, ou ébréché, pour ainsi dire, par les prolongements plus foncés, il est évident que des parties blanches sont des portions de peau saine et que nous avons affaire à un *chloasma* ou *nævus pigmenté*, affection caractérisée par une augmentation du pigment.

Au début de la maladie, les taches rondes sont très visibles et d'un *diagnostic* facile. Celui-ci devient plus difficile quand la partie de la peau atteinte de leucodermie est aussi étendue que la partie saine. Il se simplifie, cependant, quand on se rappelle que les taches de leucodermie présentent un bord convexe ou festonné. La leucodermie se distingue de l'*albinisme partiel* qui, chez les nègres surtout, lui ressemble beaucoup, en ce que les plaques ne sont pas congénitales, elles ne se développent que dans l'âge adulte ; elles ne restent pas stationnaires, mais tendent à s'agrandir indéfiniment. Dans la lèpre, on rencontre des plaques blanches circulaires, qui ressemblent à celles de la leucodermie ; mais elles sont caractérisées non seulement par une défaut de pigment, mais encore par des lésions atrophiques et une perte de la sensibilité.

Le *traitement* n'est guère encourageant. — Quelques médecins prétendent que la leucodermie est incurable, d'autres qu'elle peut guérir spontanément. On peut prescrire l'arsenic, le phosphore, l'huile de foie de morue, le fer et d'autres remèdes capables d'exercer une influence sur la nutrition de la peau, avec la conviction qu'ils réussiront aussi bien, sinon mieux, que d'autres remèdes.

Localement on peut essayer de faire disparaître la pigmentation exagérée, qui entoure les plaques blanches, par des applications d'acide nitrique concentrée, ou d'une solution de sublimé corrosif à 1 p. 100, ou de vésicatoires. Ce traitement ne guérira pas la maladie, mais diminuera la pigmentation de la peau. On pourrait peut-être atteindre le même résultat, en appliquant de la moutarde ou d'autres corps irritants sur les plaques, afin d'y réveiller des phénomènes inflammatoires, qui pourraient être suivis d'un dépôt de pigment comme cela arrive souvent à la suite de l'eczéma et d'autres affections chroniques de la peau. Lorsque les plaques sont étendues, on pourrait employer la solution suivante :

℞	Acétate de zinc	6 gr.
	Glycérine	2 gr.
	Esprit de citron	92 gr.

Mêler.

ALOPÉCIE CIRCONSCRITE

SYNONYMIE. — *Alopecia areata* (Sauvages). — *Porrigo decalvans* (Willan, Bateman). *Tinea decalvans* — *Alopecia partialis*, *Alopecia circumscripta* (Fuchs). — *Pelade* (Hardy).

OBSERVATION. — J. L., 46 ans. Le malade est d'un tempérament très nerveux, mais paraît jouir d'une bonne santé. Il raconte que son père était chauve; qu'un frère aîné avait eu de beaux cheveux ; qu'une sœur cadette avait eu, il y a deux ans, sur la tête, une seule plaque chauve, qui s'était guérie spontanément. Sa maladie débuta il y a environ un an. A cette époque sa femme aperçut, un jour qu'il venait de se faire couper les cheveux, trois petites plaques dénudées sur le côté de la tête et sur l'occiput. Depuis cette époque, d'autres plaques se sont montrées sur le cuir chevelu, les joues et la lèvre supérieure. Celles-ci se sont réunies pour former de longues surfaces linéaires, dépourvues de cheveux, situées surtout sur la tête. Une plaque unique existe sur la face postérieure de l'avant-bras gauche. A la partie supérieure et sur le côté de la tête, il y a des endroits qui sont complètement chauves, d'autres qui sont parsemés de cheveux blancs, clairsemés. A gauche de la suture sagittale, se trouve une bande de cheveux foncés, qui ne sont pas tombés. Le sommet de la tête, quoique en réalité chauve, est garni de quelques cheveux fins. Vu de loin, l'occiput présente un aspect étrange ; on y aperçoit environ quinze ou vingt petites surfaces dénudées, dont l'étendue varie depuis celle d'une pièce de 50 centimes à celle d'une pièce de 5 francs. Entre ces plaques les cheveux sont normaux. La partie postérieure du cou est garnie d'une immense quantité de cheveux, tandis que, sur la partie inférieure de l'occiput, on voit une longue surface chauve, transversale, qui s'étend d'une oreille à l'autre, brisée par une bande étroite et verticale de cheveux normaux, située à gauche. Les sourcils sont sains. La barbe, qui avait eu une teinte foncée, commença à être striée sur les côtés par des poils blancs, peu de temps après que la maladie s'était montrée sur le cuir chevelu. L'alopécie n'a été précédée ni suivie d'aucune modification de l'état général du malade. Il affirme qu'il se sent aussi bien maintenant qu'à aucune autre époque de sa vie.

L'alopécie circonscrite est une affection qui débute subitement, sur un ou plusieurs points à la fois et qui produit rapidement des taches lisses, blanchâtres, circulaires et d'étendue variable. Celles-ci s'étendent plus ou moins à la périphérie et souvent se confondent pour former des taches plus grandes, irrégulières ou allongées. La maladie n'atteint pas seulement le cuir chevelu et la barbe, mais aussi le pubis et les aisselles; dans quelques cas rares, il ne reste plus un seul poil sur le corps. Cette affection n'a aucun rapport avec l'alopécie ordinaire; elle se développe très souvent chez les jeunes sujets et peut atteindre même des individus qui ont une chevelure abondante. Elle n'est accompagnée ni de démangeaisons, ni d'autres symptômes subjectifs. Après un laps de temps plus ou moins long, un léger duvet réapparaît sur les surfaces dénudées. Ce duvet est souvent blanc au début, mais il finit par acquérir une certaine quantité de pigment ; finalement toute trace de la maladie disparaît. Lorsque les plaques chauves sont nombreuses, on remarque que quelques-unes d'entre elles guérissent plus rapidement que les autres ; quelquefois la maladie récidive.

Il y a peu de chose à dire sur l'*étiologie* de cette affection. Elle paraît dépendre d'un trouble fonctionnel du système nerveux. On lui a assigné une origine parasitaire, mais les preuves font défaut. Deux ou plusieurs cas se montrent souvent dans une même famille, fait qui semblerait indiquer une tendance ou prédisposition héréditaire.

Le *diagnostic* est facile. La trichophytie peut lui ressembler ; mais dans cette affection les cheveux se brisent et ne tombent pas; elle produit des taches rugueuses, squameuses, très différentes de celles de l'alopécie. Les deux affections peuvent, cependant, exister ensemble.

Jusqu'à un certain point le *traitement* est empirique ; les résultats que l'on en obtient varient. Quelquefois la guérison a lieu spontanément et les cheveux repoussent dans l'espace de quelques mois, sans traitement. A vrai dire, presque tous les malades guérissent avec le temps, mais il n'est pas moins vrai qu'un traitement judicieux peut hâter ce résultat. Il faut bien se garder d'affirmer que la guérison aura lieu dans un temps donné ; on risquerait de s'exposer au ridicule et de causer une déception au malade.

Puisque la débilité nerveuse, des migraines et d'autres désordres précèdent ou accompagnent l'alopécie, il est important de les rechercher et de les guérir.

Si l'état général n'est pas normal, le médecin devra y remédier. Pour l'usage interne, aucun remède ne peut être recommandé de préférence à un autre; au point de vue théorique, cependant, les toniques nerveux sembleraient indiqués.

Le traitement local consiste dans l'épilation des cheveux, qui ont une tendance à tomber, à appliquer des vésicatoires sur le cuir chevelu dénudé ; à raser fréquemment les cheveux, à mesure qu'ils repoussent, et à employer, d'une manière continue, des agents stimulants. Les vésicatoires et le rasoir sont très recommandés par quelques médecins; il reste à savoir s'ils sont aussi utiles que désagréables. Je m'en suis souvent dispensé, me fiant surtout aux stimulants locaux; parmi ceux-ci, une forte solution d'ammoniaque est très efficace. Si le malade ne peut supporter l'odeur de l'ammoniaque, on appliquera matin et soir, une lotion faite avec de la teinture de cantharides et du bay-rhum en parties égales. On pourrait citer une longue liste d'agents stimulants, mais leur action est la même. On ne retire aucun avantage du changement dans les médicaments, excepté pour amuser le malade et vaincre son impatience.

CHÉLOÏDE

SYNONYMIE. — Cancroïde, chéloïde (Alibert). — Kéloïde (Fox). — Tubercules durs, *Cancroma*, cancre blanc, le crabe, dartre de graisse (Retz).

OBSERVATION. — H. est âgé de 27 ans. Le malade appartient au Dr W. T. Bull. Dix-huit mois avant que fût faite la photographie, il eut une variole grave, qui lui défigura considérablement le visage. Au moment de quitter l'hôpital, il se développa sur les joues des tumeurs, qui depuis ont augmenté lentement de volume. Une petite tumeur fut excisée, mais elle repoussa presque immédiatement après la cicatrisation de la plaie. On donnerait volontiers le nom de chéloïde fausse ou cicatricielle à la maladie, telle qu'on l'observe chez notre malade. En apparence, cependant, elle ne diffère pas essentiellement de la chéloïde spontanée, et elle contraste fortement avec l'hypertrophie cicatricielle réticulée, que l'on observe souvent sur la face, à la suite de la variole. Le prolongement bifurqué que l'on voit sur la joue est caractéristique et ressemble à une patte de crabe. Sur le cuir chevelu, ainsi que sur le nez, la maladie se présente sous forme de crêtes linéaires. Le lobe de l'oreille, quoiqu'il ait été percé pour porter un anneau, est sain.

La chéloïde est une tumeur cutanée, qui se développe habituellement sur une cicatrice. Elle résulte d'une formation nouvelle de tissu connectif, et peut atteindre plusieurs parties du corps. Son volume varie ; généralement petite, peut, dans quelques cas rares, atteindre des dimensions considérables. Elle est le plus souvent unique ; d'autres fois, cependant, les tumeurs sont multiples, particulièrement lorsqu'elles se développent sur des cicatrices. Sa forme est ordinairement ovalaire, irrégulière, plus ou moins aplatie ; dans les cas typiques, elle est surmontée de un ou plusieurs prolongements droits ou bifurqués, d'où son nom de chéloïde (qui ressemble à une patte de crabe). Tantôt la tumeur s'élève perpendiculairement au-dessus de la peau, et forme une saillie dure et convexe ; tantôt elle est réticulée, par suite de l'entrelacement de crêtes cicatricielles. Ses bords sont quelquefois saillants et entourent une portion centrale déprimée. Sa surface est lisse, d'une coloration blanchâtre ou rosée ; on y voit fréquemment un réseau fin de petits vaisseaux dilatés. La tumeur est dure et élastique au toucher ; ordinairement sensible à la pression, elle est parfois le siège de vives douleurs spontanées. Les prolongements qui surmontent la chéloïde, tendent à se rétracter et à produire un plissement de la peau, semblable à celui que l'on voit se produire autour des brûlures étendues.

La région sternale est le *siège* de prédilection de la chéloïde. Elle apparaît alors sous la forme d'une tumeur aplatie et allongée, située transversalement sur la ligne médiane. On l'observe aussi sur le dos et les côtés du thorax, sur le cuir chevelu et le visage.

Son développement est lent et n'est jamais accompagné de symptômes généraux. Elle ne s'ulcère jamais et, règle générale, elle ne tend pas à disparaître spontanément. Après avoir atteint un certain volume, elle persiste pendant de longues années, sans se modifier.

Les *causes* de la chéloïde sont inconnues. L'observation nous apprend que dans la grande majorité des cas, elle se développe sur des points où la peau a été lésée, sur les cicatrices, qui résultent de l'acné, de furoncles, de la variole, de la vaccine. Les nègres y sont plus sujets que les blancs. La cause de ce phénomène est inconnue. Peut-être dépend-il d'une particularité de la race, ou de ce fait, que les nègres sont plus sujets à être marqués par la variole ; qu'ils portent très souvent des cicatrices, résultat d'abcès strumeux et de coups de fouet. La chéloïde n'est jamais héréditaire.

On l'a divisée en chéloïde *spontanée* et Ch. *cicatricielle*. La première embrasse les chéloïdes d'origine idiopathique; la seconde, celles qui se développent sur des cicatrices. Il est probable qu'elles ont toutes une origine traumatique, et que les tumeurs, dites idiopathiques, sont survenues à la suite de lésions insignifiantes, d'une simple piqûre d'épingle, qui aurait passé inaperçue. On sait, en effet, que des chéloïdes volumineuses et douloureuses peuvent survenir à la suite de la plus petite blessure de la peau.

Quant au terme *fausse chéloïde*, on aurait tout avantage à l'abandonner ou à l'appliquer à l'hypertrophie des cicatrices, affection qu'il ne faut pas confondre avec la chéloïde.

Le terme chéloïde, comme beaucoup d'autres termes dermatologiques, a perdu sa signification primitive et a été appliqué à des affections très différentes. Ainsi il existe la chéloïde d'Alibert et la chéloïde d'Addison, ou *morphée*. La nature de cette dernière est très incertaine. En tous cas, ce n'est pas une chéloïde.

Le *diagnostic* en est habituellement facile. Une tumeur dure, élastique, surmontée de prolongements (qui font quelquefois défaut), un plissement de la peau environnante, une longue durée, la conservation de la santé générale, tels sont les traits caractéristiques qui permettent de la distinguer de toutes les autres affections. Le diagnostic entre la chéloïde vraie et la Ch. fausse, suivant les auteurs, qui établissent entre elles une distinction, se tire de l'origine idiopathique ou traumatique de la tumeur. Nous avons déjà fait remarquer que cette origine est souvent incertaine ; par conséquent la distinction est inutile. Il faut se rappeler, cependant, que certaines cicatrices deviennent quelquefois épaisses et bosselées ; elles se distinguent alors difficilement des chéloïdes.

Le succès du *traitement* dépend en grande partie des idiosyncrasies du malade ; une méthode qui réussirait admirablement dans un cas, échouera dans un autre. Il faut donc être très réservé en parlant de l'*effet probable* du traitement que l'on va instituer. L'excision et la cautérisation sont plutôt nuisibles qu'utiles, car la chéloïde réapparaît habituellement, même avant la cicatrisation de la plaie, et atteint un volume bien plus considérable qu'avant l'opération. Cela est surtout vrai dans les cas où la tumeur suit une marche progressive. Lorsque la maladie est restée stationnaire pendant plusieurs années, on pourrait employer avec précaution de la potasse caustique, ou de l'acide acétique glacial. Depuis peu, j'ai vu un cas de chéloïde réticulée, qui était survenue après une variole et dans lequel une grande amélioration était survenue à la suite d'incisions parallèles et de cautérisation avec un acide concentré. Une pommade à l'iodure de plomb ou à l'iodure de potassium, ou du collodion élastique, peuvent être appliqués sans crainte. Si la maladie est accompagnée de douleurs vives, on doit avoir recours à des injections hypodermiques de morphine, ou à des lotions calmantes.

FIBROME

Observation. — M. K., 48 ans, Irlandais. Le malade appartient au Dr James R. Wood. La tumeur pendante que l'on observa sur le côté droit de la tête et un certain nombre d'autres petites tumeurs molles situées sur différentes parties du corps, étaient congénitales. La tumeur du cuir chevelu avait augmenté de volume jusqu'à l'âge de 30 ans. Depuis que le malade est venu se fixer aux États-Unis, il y a 16 ans, elle ne s'est pas modifiée d'une manière permanente. Par moments, cependant, elle est plus lourde et plus chaude. Cette augmentation de volume est due à une congestion passagère. Le poids de la tumeur est plus gênant en été qu'en hiver. Exposée à une basse température, la tumeur se refroidit, mais ne devient cependant pas insensible. Il y a environ cinq ans, pendant qu'il travaillait, une pelletée de gravier lui fut jetée accidentellement sur le côté droit de la tête. Par suite de cet accident, il dut entrer à Bellevue Hospital (avril 1878). Le gravier avait produit plusieurs plaies sur la tumeur, celles-ci continuèrent à suppurer, et devinrent le point de départ d'un érysipèle. Depuis cette époque, il a travaillé dans l'intérieur de l'hôpital et a souffert de nouveau d'un érysipèle, affection à laquelle il paraît être sujet. Les petites tumeurs situées sur les autres parties du corps ne se sont pas modifiées depuis l'enfance. La tumeur du cuir chevelu, constituée par un repli flasque et pendant de la peau, est molle ; sa base est large et s'étend du sommet de la tête en arrière, au front en avant, et occupe la ligne où habituellement l'on porte la raie. On peut la soulever de sa position normale et la remonter au-dessus de la tête. Lorsqu'on tient la base de la tumeur entre le pouce et les doigts, on sent les deux parois du cuir chevelu glisser l'une sur l'autre et former un pli d'environ 3 ou 4 centimètres d'épaisseur. La tumeur est lobulée et paraît résulter de la réunion de quatre ou cinq tumeurs placées l'une à côté de l'autre. L'oreille, quoique comprimée, a une forme normale, mais au-dessus de l'arcade zygomatique on note une dépression très marquée. Les os de la fosse temporale sont extrêmement minces et cèdent à la pression. Si la partie du cuir chevelu comprise dans la tumeur est mince et d'une coloration rouge foncé, sur sa face interne, le cuir chevelu présente au contraire une coloration blanche, presque normale. Le teint du malade est basané ; la tumeur néanmoins n'est pas pigmentée. La sensibilité est normale. Les cheveux sont rares, mais sains. Les follicules sont apparemment normaux, quant à leur nombre et à leur structure ; mais, par suite du tiraillement de la peau, produit par le développement exagéré du tissu connectif, ils sont espacés les uns des autres d'environ 6 millimètres. Les cheveux y sont plus faciles à arracher qu'ailleurs. Il y a six petites tumeurs sur le visage et la tête, dont le volume varie depuis celui d'un pois à celui d'une grosse noix et qui ne diffèrent pas essentiellement de la grosse tumeur. Sur la hanche droite et la jambe gauche on voit deux petites tumeurs fibro-aréolaires, sessiles et molles, presque du volume d'un œuf de poule. Environ cent autres tumeurs du même genre sont répandues sur le tronc et les extrémités. Les unes paraissent comme des replis saillants de la peau, d'autres plus profondes ne produisent sur la peau qu'une simple élévation hémisphérique.

Cherchant un nom pour la tumeur représentée dans la planche XXXII, j'aurais pu en choisir un dans la longue liste de noms, que les auteurs ont appliqués à des tumeurs du même genre, exemple : *Molluscum pendulum*, *Molluscum fibrosum*, *Fibroma molluscum*, pachydermatocèle, *Cutis pendula*, dermatolysie, éléphantiasis des Arabes et *Elephantiasis mollusca*. Je préfère le nom de *fibrome penduleux*.

Le fibrome consiste en une hyperplasie, ou en un développement nouveau de tissu connectif et se produit sur différentes parties du corps. Il peut être simple ou multiple, d'une structure dense ou lâche. Il est toujours bénin. Se développant dans la peau, il envahit le derme et les tissus réticulés sous-jacents et produit des tumeurs circonscrites, de formes et de dimensions variables, habituellement molles et flasques, petites et sessiles (fibromes simples), ou plus grandes et pédiculées (fibromes pyriformes) ou composées, c'est-à-dire constituées par un ou plusieurs replis, insérés sur une large base (fibrome penduleux ou plissé). Il est quelquefois congénital et augmente graduellement de volume; d'autres fois il se développe après la naissance. Souvent il est héréditaire et affecte deux ou plusieurs membres d'une même famille.

Ordinairement le fibrome se présente sous la forme d'une petite tumeur molle, en forme de poche ou de polype, rattaché à la peau par un long pédicule, et situé habituellement sur le cou, la poitrine ou le dos. Le tronc et les extrémités peuvent être parsemés d'un nombre indéfini de petites tumeurs molles, dont le volume varie depuis celui d'un pois à celui d'une noix. Les fibromes n'exercent aucune influence sur la santé du malade.

De temps à autre, un fibrome isolé devient grand, pendant et pédiculé. Ainsi la planche XVIII de notre série de photographies des maladies de la peau représente une femme qui portait une tumeur pyriforme du volume du poing, qui pendait, par un long pédicule mince, entre le sein gauche et l'aisselle. Dans la plupart de ces cas, la peau est normale, mais tiraillée par suite d'un développement considérable du tissu fibreux et aréolaire sous-jacent. Enfin nous arrivons à une série de ces cas semblables à celui qui est représenté dans la planche XXX. Cette tumeur ne diffère pas essentiellement du fibrome pédiculé, quoique le derme soit d'ordinaire plus spécialement envahi. Les conduits sébacés sont quelquefois distendus, et, lorsqu'on les comprime, il en sort des filaments blanchâtres. Cette forme pendante, qu'elle se présente sous l'aspect de replis ou de grandes tumeurs pédiculées, coïncide généralement avec un certain nombre de petits fibromes sessiles, identiques quant à leur nature, mais différents de forme et d'aspect. Sous le nom de *dermatolysie*, elle a été décrite comme une hyperplasie de la peau, une affection distincte du fibrome. Dans quelques cas la peau paraît épaisse, d'une texture grossière; dans d'autres, elle est atrophiée par suite du tiraillement qu'elle subit et paraît lisse et fine.

Le *traitement* du fibrome n'est pas urgent, car l'affection ne produit aucun malaise. Lorsque les tumeurs sont petites, on peut les abandonner à la nature. Quand elles sont grandes et pédiculées, on peut en pratiquer l'ablation à l'aide du bistouri, du galvano-cautère, ou de la ligature élastique. Dans la forme pendante, il ne faut pas oublier qu'une opération peut devenir le point de départ d'un érysipèle. On a réussi néanmoins à les enlever.

LUPUS VULGAIRE

Synonymie. — *Noli me tangere, Herpes exedens, Lupus exedens*; dartre rongeante, esthiomène (Alibert). — *Lupus rodens, Lupus vorax, Herpes esthiomenos.*

Observation. — G. W., âgé de 30 ans, traité à la clinique du Collège médical de l'université. L'éruption dure depuis 21 ans. Au dire du malade, elle commença sous la forme d'un petit tubercule couvert de squames, situé entre l'œil droit et l'oreille. Il existe maintenant une petite cicatrice dans cette région. La maladie s'étendit lentement malgré un traitement interne et des cautérisations répétées. Quatre ans avant que fût faite la photographie, une nouvelle plaque parut sur le sommet de la tête. Cette plaque n'a jamais été traitée; elle s'étendit lentement. A la clinique du collège, le Dr Piffard racla, avec la curette, la portion de la plaque qui est située près de l'oreille. Plus tard, il racla et cautérisa de nouveau une partie du bord inférieur de la plaie, le malade étant chloroformé. Il fut ensuite transporté dans mon service, et j'essayai d'arrêter les progrès de la maladie, surtout au niveau du sourcil. Les bords de la plaque furent successivement cautérisés avec de la potasse caustique solide. Au niveau du sourcil on appliqua une solution de potasse, à l'aide d'un pinceau de coton préparé. Sous l'influence de ce traitement les bords élevés de la plaie furent ramenés au niveau de la peau saine, et les parties infiltrées furent transformées en un anneau de tissu cicatriciel. La plaie fut ensuite recouverte d'un emplâtre mercuriel. La plaque est maintenant lisse, d'une coloration rouge foncé, et ressemble à une tache de vin. Le centre, formé surtout par du tissu cicatriciel, est comparativement blanc. On n'y voit ni tubercules, ni pustules ni squames. La portion inférieure qui avait été cautérisée avec le cautère actuel, est remarquablement lisse; son bord n'est pas distinct, la coloration rouge se confondant insensiblement avec la coloration normale de la peau.

Le lupus est une affection chronique, qui se présente sous forme de plaques circonscrites, de coloration rouge-foncé. Ces plaques s'ulcèrent facilement, et laissent invariablement après elles une cicatrice. Excepté dans les cas très graves, la douleur, les démangeaisons et les autres sensations subjectives font défaut. La marche et l'aspect des plaques varient suivant les cas et la période de la maladie. La lésion la plus caractéristique est une petite papule d'un rouge jaunâtre, située au bord, ou dans le voisinage de la plaque. Cette lésion n'est pas constante. Quelquefois la maladie débute par une macule d'un rouge foncé, qui, en grandissant, s'élève légèrement au-dessus du niveau de la peau. Cette forme légère ou érythémato-squameuse peut se développer sur un ou plusieurs points à la fois. Elle envahit lentement les tissus voisins et souvent disparaît sans ulcération. L'infiltration cellulaire produit généralement cependant une légère atrophie de la peau; et, lorsqu'elle a été résorbée, il reste une cicatrice plus ou moins marquée. Lorsqu'un certain nombre de papules se trouvent réunies en un seul point, les bords de la plaque sont ordinairement élevés en forme de croissant, et quelquefois déchiquetés. Souvent, on voit une portion de peau plus ou moins lisse, ou convertie en tissu cicatriciel, entourée d'un anneau de peau infiltrée, plus ou moins saillant. A mesure que les papules de lupus grandissent et se transforment en tubercules, elles se ramollissent et s'ulcèrent, surtout dans les points où la maladie tend à envahir les tissus sains. Les plaques présentent alors une surface rouge, squameuse; à leur périphérie, on aperçoit de nombreuses petites croûtes, au centre du tissu cicatriciel. Lorsque la maladie envahit les parties profondes de la peau, celle-ci tend à s'ulcérer. L'ulcération revêt souvent la forme serpigineuse et se cicatrise difficilement.

Le visage est le *siège* de prédilection de la maladie, surtout les joues, la lèvre supérieure et les ailes du nez. Elle se développe aussi sur le cuir chevelu, le tronc et particulièrement sur la face dorsale des mains et des doigts. Les muqueuses nasale et buccale peuvent être atteintes en même temps que la peau.

La maladie n'est jamais congénitale, rarement héréditaire. Généralement, elle se développe chez les enfants ou les jeunes gens. Une fois, je l'ai observée chez un homme de 60 ans. Les deux sexes y sont également sujets.

Quelques auteurs croient que le lupus est invariablement une manifestation de la scrofule. Il se développe cependant chez des malades qui ne présentent aucun symptôme de cette diathèse. Mais les abcès scrofuleux sont souvent le point de départ d'ulcérations de la peau, que l'on ne doit pas confondre avec le lupus.

Le *diagnostic* est ordinairement facile; cependant les formes tuberculeuse et ulcéreuse du lupus ressemblent quelquefois à certaines manifestations syphilitiques : le traitement seul peut indiquer la véritable nature de la maladie. Au point de vue du diagnostic, il importe surtout de déterminer depuis combien de temps l'affection dure. Le lupus, en effet, se développe lentement, tandis que les manifestations de la syphilis ont une évolution rapide. S'il existe sur le visage un amas de tubercules, dont la nature soit difficile à déterminer, on peut affirmer qu'il est syphilitique, s'il est étendu et s'il s'est montré depuis quelques mois seulement. C'est au contraire un lupus, s'il existe depuis de nombreuses années.

Le lupus n'est pas une affection tenace et incurable, si le malade se soumet à un *traitement* convenable. Celui-ci est très simple. Souvent cependant il doit être énergique. Le meilleur moyen de guérir la maladie est de la détruire; la cicatrice qui en résulte est probablement moins difforme que celle qui surviendrait si on laissait la maladie étendre ses ravages. Excepté dans les cas où la maladie est très bénigne, il reste toujours une cicatrice. Lorsque l'affection est légère, on peut avoir recours à des frictions avec du savon ou des pommades irritantes. Si la lésion est profonde, mais peu étendue, on peut l'exciser.

Lorsque les tubercules sont disséminés sur une large surface, on y applique une pâte arsenicale ou une pommade pyrogallique à 15 p. 100. On peut aussi détruire les tubercules isolément à l'aide d'un crayon de nitrate d'argent taillé en pointe. Enfin, si l'ulcération est très étendue, on peut favoriser la cicatrisation en y appliquant de l'acétate, du sulfate ou du chlorure de zinc, de la potasse caustique, de l'acide nitrique ou du nitrate acide de mercure. Mais il vaut mieux racler la surface de l'ulcère avec une curette, puis la cautériser avec un fer rouge.

LUPUS ÉRYTHÉMATEUX

Synonymie. — Séborrhée congestive (Hebra). — Érythème centrifuge (Biett). — *Lupus superficialis* (Thomson, Parkes).

Observation. — V. W, âgé de 45 ans, fut présenté à la Société dermatologique de New-York. La maladie durait depuis 18 ans. Elle débuta sous la forme d'une plaque rougeâtre, située sur la joue droite. La rougeur envahit lentement le front, l'oreille et le cou. La peau atteinte était rouge, chaude, un peu lisse, tendue, épaisse et élevée au-dessus de la peau saine; quelques squames étaient disposés circulairement au pourtour du nez.

Le lupus érythémateux, quoique décrit à part dans les livres classiques, n'est pas une maladie distincte; c'est une variété de lupus, dans laquelle l'infiltration cellulaire est tout à fait superficielle ; il atteint d'une manière caractéristique les follicules sébacés. Cette variété est assez rare et ne s'ulcère pas. Cependant, lorsque l'infiltration a été considérable, la peau s'atrophie; il en résulte une cicatrice.

Le nom de lupus érythémateux n'est guère heureux, car le lupus vulgaire est souvent superficiel et érythémateux. Le trait caractéristique de la maladie, c'est d'envahir les glandes sébacées. Il vaudrait donc mieux lui donner le nom de *lupus sébacé* ou *acnéiforme*. Hebra, qui le premier décrivit cette maladie en 1845, lui donna d'abord le nom de *séborrhée congestive ;* plus tard, il la considéra comme une forme de lupus.

La *marche* de la maladie est essentiellement chronique. Rarement elle se montre sur une grande surface de la peau, comme une affection aiguë, et s'accompagne de symptômes généraux. Fréquemment, cependant, sous l'influence d'un traitement peu judicieux, ou d'autres causes, elle devient aiguë. Une recrudescence de ce genre coïncide souvent avec le développement de plaques nouvelles. Généralement, la maladie n'exerce aucune influence sur la santé. Plus souvent que le lupus vulgaire, le lupus érythémateux est accompagné de sentiment de chaleur de la peau et de démangeaisons. Il se développe sous la forme de petites macules rouges, qui ne disparaissent pas complètement sous la pression. Elles sont légèrement déprimées au centre, au niveau de l'orifice des follicules sébacés. Souvent ces petites dépressions contiennent quelques squames fines, adhérentes et graisseuses. Ces lésions sont tantôt disséminées, tantôt réunies en groupes. Dans le dernier cas, elles forment des plaques d'un rouge foncé ou violacé, parsemées de petits points blanchâtres ou couverts de fines squames adhérentes. Lorsqu'on soulève ces squames, il est facile de constater qu'elles se prolongent dans l'intérieur des conduits sébacés. Les plaques peuvent être uniques ou multiples ; elles sont nettement circonscrites. Leur contour est tantôt circulaire, tantôt irrégulier ; dans le premier cas, le centre se déprime à mesure que la maladie fait des progrès.

L'éruption atteint invariablement le visage ; elle se développe souvent sur le bord antérieur du nez et s'étend latéralement sur la joue.

Comme le lupus vulgaire, le lupus érythémateux coïncide souvent avec des signes de scrofule. On l'observe plus fréquemment chez la femme que chez l'homme. Les enfants n'en sont jamais atteints.

Il est souvent difficile de distinguer entre le lupus érythémateux et les formes superficielles et érythémato-squameuses du lupus vulgaire. Le *diagnostic* est alors sans importance, puisque dans les deux cas, la nature et le traitement de la maladie sont les mêmes. Il suffit de se rappeler que dans l'une de ces variétés il existe de nombreux points blancs, et, dans quelques cas, des saillies dures sur la peau; dans l'autre, de petites papules et plus tard des tubercules, des pustules et des ulcérations. L'âge du malade peut fournir quelques renseignements, puisque le lupus vulgaire se développe seulement avant l'âge de la puberté.

On pourrait confondre, avec le lupus érythémateux, une plaque d'eczéma chronique de la face ou une roséole. Dans ces affections, cependant, l'éruption n'est pas nettement circonscrite; les plaques d'eczéma sont souvent humides et deviennent le siège de vives démangeaisons.

Dans le *traitement* de cette affection, je ne saurais recommander aucun remède en particulier. Il faut surveiller l'état général, prescrire du fer, de l'huile de foie de morue, de l'arsenic, de la strychnine, ou du phosphore. Anderson emploie l'iodure d'amidon à l'intérieur. Je n'ai jamais fait usage de ce remède.

Le traitement local est très important. Pour détacher les squames et activer la résorption des produits morbides, on peut commencer par des frictions au savon. Le goudron, le soufre et d'autres médicaments irritants sont utiles, mais je préfère l'emplâtre mercuriel. Dans quelques cas, il suffit pour amener la guérison. Généralement, cependant, il faut avoir recours à une médication plus énergique, à la teinture d'iode combinée avec le collodion en parties égales, que l'on renouvelle à mesure qu'elle se détache.

Lorsque la maladie atteint les parties profondes, il faut cautériser la plaque avec une forte solution de potasse caustique. Dans les cas graves, on enlève les tissus malades avec une curette et on cautérise légèrement la plaie avec le galvano-cautère. Lorsque la peau est enflammée, il faut avoir recours à un traitement émollient. Dans ces cas, les caustiques ne pourraient qu'aggraver la maladie.

LÈPRE

Synonymie. — *Lepra tuberculosa, Lepra Hebræorum, Lepra Ægyptica, Lepra leontina, Lepra Arabum, Elephantiasis Græcorum, Elephantiasis, Leontiasis*, mal rouge de Cayenne. — *Morbus phænicius, Morbus herculecus, Satyriasis, Morphæa.*

Observation. — A. B., âgé de 54 ans, né à New-York, de parents sains. En 1855, il se rendit à Cuba, où il fit un séjour de neuf ans. Il alla ensuite demeurer à Baltimore. A cette époque il paraissait jouir d'une santé excellente. Il y a environ deux ans il éprouva pour la première fois une sensation de fourmillement sur le front. La peau de cette région devint légèrement brunâtre; des groupes de tubercules se développèrent sur les sourcils, les joues, le nez, les oreilles, les mains et les pieds. Jusqu'au mois de février 1878, époque à laquelle il entra au Baltimore City Hospital, il éprouva quelques mouvements fébriles. D'après les notes publiées par le Dr G. H. Rohé, dans son travail sur la lèpre (*Maryland med. jour.*, juillet 1878), l'état général était mauvais. La peau du visage présentait une coloration d'un jaune sale. Les sourcils, le nez, les joues et le menton étaient couverts de bosselures; les lobes des oreilles étaient épaissis et allongés. Les parties antérieures et postérieures du tronc, ainsi que les extrémités, présentaient une coloration bronzée. Le côté gauche était plus affecté que le côté droit. La voix était voilée, la vue affaiblie, ainsi que l'odorat. Les mains étaient engourdies, la marche difficile, à cause d'ulcérations aux pieds. Au mois de mai, il quitta Baltimore pour venir me consulter. Son état ne s'était pas modifié. Peu de temps après il entra à la Charité. La planche XXXV montre clairement les bosselures des sourcils, les dépressions produites sur les joues par la résorption des tubercules, et les ulcérations des doigts. Les raies blanches que l'on voit au bras, résultent du passage de l'ongle sur la peau épaissie et décolorée.

La lèpre que l'on voit de nos jours, en Orient et ailleurs, est sans doute de même nature que celle qui affligeait les Israélites du temps de Moïse. Cependant la description biblique de cette maladie, telle qu'on la trouve dans le *Lévitique*, est presque inintelligible. Cela tient probablement à ce que l'on confondait alors la véritable lèpre avec d'autres maladies chroniques et contagieuses. Plus tard on est encore tombé dans les mêmes erreurs, et les nombreuses léproseries établies en Europe, à l'époque des Croisades, renfermaient sans doute un grand nombre de malades atteints de syphilis, de psoriasis et d'autres affections. Il suffit de lire l'histoire de la lèpre, pour se convaincre qu'il y a eu confusion de maladies et même de noms. Ainsi en Allemagne, en France et en Amérique, on a remplacé le terme d'*Elephantiasis Græcorum* par celui de *lèpre* (que malheureusement quelques auteurs appliquent à une variété de psoriasis).

De nos jours, la lèpre est encore endémique dans plusieurs parties du monde. Elle est assez commune notamment sur le littoral de la Méditerranée, dans l'Indoustan, la Chine, les îles du golfe du Mexique, l'Amérique centrale et le Brésil. Quoique plus fréquente dans les pays chauds, elle existe aussi en Norvège, en Islande, dans le Kamtschatka et surtout dans les îles Sandwich. L'île Molokai possède un asile qui a reçu plus de deux mille malades, depuis sa fondation en 1865. Dans certaines parties des États-Unis et du Canada, il y a des familles de lépreux, qui descendent d'émigrés, qui avaient été atteints par la maladie. Dans le Minnesota on trouve une colonie norvégienne, dont quelques membres sont lépreux; ils ont rapporté la maladie de la mère patrie. En Californie elle atteint un certain nombre de Chinois. A Tracadie, petite bourgade française située dans le Nouveau-Brunswick (Canada), il existe un lazaret qui contient quelques lépreux; presque tous descendent d'une femme lépreuse fixée dans la localité, depuis le commencement du siècle. On rencontre la maladie à New-York et dans plusieurs grandes villes des États qui bordent l'Atlantique, mais presque toujours chez des marins ou des individus qui ont vécu dans des pays où elle règne à l'état endémique. L'hérédité de la lèpre est incontestable; il n'en est pas de même de la contagion. On cite des cas où l'un des époux, atteint de la maladie, a vécu pendant de longues années avec son conjoint, sans la lui communiquer. Il est probable qu'elle est inoculable, et que dans quelques cas elle a été transmise d'une personne à l'autre.

On décrit *trois formes* de lèpre suivant la prédominance de tel ou tel symptôme ou lésion : la *lèpre tuberculeuse*, *maculeuse* et *anesthésique*. Souvent, les macules et les tubercules coexistent chez le même malade. Une anesthésie plus ou moins marquée fait rarement défaut dans la période avancée de la maladie ; mais elle peut aussi exister seule. Dans quelques traités, on décrit deux formes de lèpre : la lèpre maculeuse et la lèpre tuberculeuse.

Comme la syphilis, la lèpre est une maladie constitutionnelle, dont les manifestations cutanées sont fort intéressantes sans doute, mais d'une importance secondaire. Un affaiblissement général précède habituellement les premières lésions caractéristiques, qui sont : des taches légèrement brunâtres ou de petits tubercules réunis en groupes. Dans la lèpre tuberculeuse les premiers signes certains se montrent sur la face. La maladie envahit la partie inférieure du front. A mesure que les tubercules augmentent de volume, l'expression de la figure devient caractéristique.

Les nerfs subissent des modifications remarquables. Les gros troncs des extrémités, ainsi que les petites branches qui animent la peau, s'épaississent et dégénèrent. Le nerf cubital en particulier peut être facilement senti sous la peau. Les doigts, les orteils et d'autres parties animées par ces nerfs, subissent plus ou moins le contre-coup de ces désordres. D'abord ils sont hypéresthésiés; mais, à mesure que les lésions nerveuses progressent, ils s'engourdissent. Il se forme alors des ulcères dont la guérison est difficile. Dans les cas graves, les extrémités des os se carient, les phalanges tombent, en laissant des moignons difformes. Les tubercules se développent lentement. Ordinairement ils persistent, mais quelquefois ils diminuent de volume et disparaissent par résorption. Dans ce cas, ils sont le plus souvent remplacés par d'autres, et, à mesure que la lèpre progresse, les forces du malade s'épuisent.

Nous parlerons du *diagnostic* et du *traitement* à l'article LÈPRE MACULEUSE. (Voy. pl. XXXVI.)

LÈPRE MACULEUSE

OBSERVATION. — J. W. J., 35 ans, né en Prusse. Quatre ans avant que fût faite la photographie, et pendant son séjour dans l'Amérique centrale, la jambe gauche devint le siège d'une tuméfaction douloureuse, et les mouvements du pied devinrent gênés. Peu de temps après, de l'anesthésie se montra sur l'extrémité du nez, le bord de la mâchoire inférieure et sur d'autres régions de la face. Pendant la première année, des points rouges parurent sur le tronc et les extrémités. Pendant la deuxième année les mains devinrent douloureuses; les extrémités des doigts se tuméfièrent et les ongles tombèrent. Pendant la troisième année, les taches rouges devinrent brunâtres et de l'anesthésie se développa sur plusieurs parties du corps. A plusieurs reprises, des bulles s'étaient formées sur les orteils; le malade remuait ses doigts difficilement. Dans ce cas aucun traitement systématique ne fut employé; l'arsenic parut rendre plus de service que le baume de Gurjun (1).

Le *diagnostic* de la lèpre est d'autant plus facile que la maladie est plus avancée; dans ce cas, elle présente des signes particuliers qui permettent de la reconnaître au premier coup d'œil. Au début, elle peut passer inaperçue pendant des mois, et même des années, particulièrement lorsqu'elle se développe dans un pays où elle est presque inconnue.

Les premiers *symptômes* sont ordinairement : un affaiblissement général, survenu sans cause apparente, une sensation de froid, des douleurs vagues, de l'engourdissement dans les extrémités. Plus tard elle est caractérisée par des taches brunâtres, qui se montrent sur les extrémités, des tubercules au-dessus des sourcils et autour des oreilles, des plaques d'anesthésie, particulièrement sur les mains et les pieds. Les maladies qui ressemblent le plus à la lèpre sont : la syphilis, le lupus, la leucodermie, la sclérodermie et la morphée.

La lèpre tuberculeuse ressemble à une syphilide tuberculeuse; le front est le siège favori de l'éruption. Mais l'œdème de la peau, qui accompagne la lèpre, est plus diffus; le volume des tubercules varie, les plus grands étant situés au centre de la plaque; leur coloration est toujours bronzée. Dans cette région, les tubercules syphilitiques sont petits, durs, d'une coloration rouge brunâtre ; ils sont circulaires, ou en forme de croissant; quelquefois ils sont annulaires. La lèpre maculeuse ressemble quelquefois à la leucodermie, sous le rapport de la forme et de la coloration des plaques; mais celles-ci ne sont jamais lisses dans la première, tandis qu'elles le sont dans la dernière.

En pratique, la lèpre est une affection incurable, car aucun médicament ni aucune médication ne peuvent la guérir avec certitude. Quelquefois, cependant, la maladie rétrograde sous l'influence du *traitement.*

Il faut d'abord éloigner le lépreux du lieu où il a contracté sa maladie. Hutchinson raconte l'histoire d'une femme, dont les parents avaient toujours séjourné en Angleterre, et qui contracta la maladie pendant son séjour à la Jamaïque. Elle y était restée douze ans. Après son retour en Angleterre, tous les symptômes de la lèpre disparurent. Depuis vingt ans, elle n'a eu aucune manifestation de la maladie. Un simple changement d'air ne suffit pas pour guérir la lèpre, car cette maladie évolue et suit sa marche fatale dans presque tous les climats; le changement de nourriture et d'habitudes

(1) Le wood-oil ou baume de Gurgun est fourni par les *Dipterocarpus trinervis* et *incanus*. Il est employé aux Indes orientales aux mêmes usages que le copahu. (Note du traducteur.)

joue un rôle bien plus important. Dans le cas précité, Hutchinson attribua la guérison au changement de nourriture. A la Jamaïque celle-ci avait été, en grande partie, composée de poissons malsains, ce qui est, dit-on, une des causes principales de la lèpre. Il faut ensuite placer le malade dans de bonnes conditions hygiéniques, et traiter les symptômes. Lorsqu'il existe des ulcères, il faut les nettoyer avec soin et les panser avec une préparation légèrement stimulante, telle que le baume de Tolu. Contre la douleur, qui est ordinairement très vive à une période avancée de la maladie, on emploiera la morphine.

Dans les cas de lèpre compliquée d'anesthésie, on a pratiqué l'extension du nerf cubital. Dans un grand nombre de cas, cette opération semble avoir produit une amélioration momentanée, et ramené la sensibilité dans les parties anesthésiées.

On a préconisé beaucoup de médications contre la lèpre ; mais aucune d'entre elles ne mérite le nom de spécifique. Quelques baumes et quelques huiles, employés pendant longtemps, ont pu soulager les malades, sans les guérir : le baume de Gurjun, les huiles de Cashew et de Chaulmoogra sont les plus usités. Le premier a été employé avec succès par les chirurgiens anglais dans l'Inde et d'autres pays chauds. Pour l'usage interne, on émulsionne l'huile avec de l'eau de chaux, à parties égales, et on l'administre à la dose de 30 gr. par jour, en deux fois. Pour l'usage externe on mélange 1 partie d'huile avec 3 parties d'eau de chaux. On frictionne tout le corps avec cette mixture. Sous l'influence de ce traitement, la lèpre, même lorsqu'elle est très avancée, rétrograde, les malades reprennent des forces, les ulcères se cicatrisent, les tubercules se ramollissent et disparaissent, et la sensibilité renaît. L'huile de Chaulmoogra (extraite de la graine du *Gymnocardia odorata*) a été recommandée ; on la donne à la dose de 5 à 20 gouttes trois fois par jour. Chez un malade âgé de 9 ans, atteint de la lèpre maculeuse et que j'ai soigné, une médication antisyphilitique ordinaire produisit une amélioration considérable.

Dans la plupart des pays où la lèpre est endémique, on croit arrêter l'extension de la maladie en séquestrant les malheureux, qui en sont atteints. C'est une bonne précaution ; mais on n'a pas encore démontré que la lèpre soit contagieuse.

D'après ce qui précède il est évident que le *pronostic* de la lèpre est défavorable. Dans la forme tuberculeuse, la maladie évolue en trois ou neuf ans et se termine par la mort. Souvent elle se complique d'infection purulente, qui emporte rapidement le malade. La forme maculeuse ou anesthésique suit une évolution plus lente. Des médecins, qui l'ont observée à l'état endémique, ont affirmé qu'elle peut durer pendant vingt-quatre ans.

ÉPITHÉLIOMA

SYNONYMIE. — *Ulcus rodens.* — Cancroïde, cancer épithélial, carcinome épithélial.

OBSERVATION I. — *Épithelioma rongeant.* — La photographie (pl. XXXVII) appartient à la collection de Bellevue. Dans ce cas, la maladie commença probablement sur la paupière, envahit lentement la conjonctive et détruisit l'œil. Les bords élevés et sinueux de l'ulcère sont très visibles sur la photographie.

OBSERVATION II. — *Épithélioma superficiel.* — Ce malade est à l'hôpital de la clinique des maladies de la peau d'*University medical College.* La forme circulaire de la plaque, son bord nodulaire et la dépression centrale sont caractéristiques. Les parties malades furent excisées par le professeur Piffard. La plaie se cicatrisa rapidement.

On donne le nom de *cancer* à un néoplasme de nature maligne, qui tend à envahir et à détruire certains tissus (surtout les tissus cutanés et glandulaires), à récidiver après excision, et à produire un état cachectique particulier, qui se termine fréquemment par la mort. *L'épithélioma* est une des formes les moins malignes du cancer. Il se développe primitivement sur les surfaces cutanées et muqueuses.

Comme dans les autres maladies de la peau, son apparence extérieure varie suivant les individus et les régions du corps, qui en sont atteints, et suivant la période où on l'examine. En clinique, on décrit quatre formes d'épithélioma : l'*É. superficiel;* l'*É. rongeant;* l'*É. profond* et l'*É. papillomateux.* Toutes ces formes peuvent se rencontrer chez le même individu pendant l'évolution de la maladie.

L'*épithélioma superficiel* débute sous la forme d'une petite plaque d'infiltration circulaire, légèrement élevée, sans changement de couleur de la peau. La plaque peut rester dans cet état pendant trois ou quatre ans, sans que le malade s'en aperçoive. Puis il se développe une ou plusieurs papules aplaties, d'un blanc jaunâtre ou cireux, qui, en se réunissant, forment une tumeur saillante, de forme circulaire ou ovale. Quand elle a atteint un certain volume, le centre se déprime, tandis que la partie périphérique reste lisse et brillante, ou prend un aspect nodulaire. Souvent la tumeur se compose de trois ou quatre nodules groupés de façon à imiter la couronne d'une dent molaire. Entre eux on voit quelques petits vaisseaux sanguins qui se ramifient vers la partie centrale. Lorsqu'il se développe une ulcération superficielle, recouverte d'une croûte mince, sur la dépression centrale, la tumeur ressemble, quant à sa forme, à une pustule de vaccin bien développée.

L'*épithélioma rongeant* ou *ulcère rongeant* peut commencer, comme il a été dit, au centre d'un épithélioma superficiel; elle s'étend en largeur et en profondeur, et constitue alors un ulcère circulaire ou irrégulier, à bords saillants, taillés à pic et indurés. Par suite du développement de nouveaux nodules à la périphérie de l'ulcère et de la destruction des parois de celui-ci, la plaie augmente d'étendue et, dans l'espace de quelques années, peut atteindre le volume d'une pièce de cinq francs. Son développement est très lent. Il peut durer 15 ans, 20 ans, sans affecter la santé du malade ou envahir les glandes lympathiques voisines. L'épithélioma rongeant débute souvent par un simple bouton ou verrue; si on l'arrache, il se forme une petite croûte noirâtre, qui, en se détachant, laisse à nu une ulcération insignifiante en apparence, mais qui n'a aucune tendance à se cicatriser. Si, sous l'influence du traitement, la cicatrisation a lieu, l'ulcère ne tarde pas à se reproduire, mais plus grand qu'auparavant. L'ulcère peut revêtir une forme annulaire, et circonscrire une plaque de tissu catriciel, ou la forme d'un croissant; il peut devenir serpigineux, envahir les tissus superficiels et laisser derrière lui une cicatrice superficielle. L'induration est superficielle et, par conséquent, souvent difficile à percevoir; les tissus se détruisent à mesure que la maladie les envahit.

Ces deux formes d'épithélioma peuvent se transformer en *épithélioma profond ou infiltrant.* Ses formes cliniques dépendent de son siège. Lorsqu'il atteint la paupière, il débute généralement sous la forme d'un nodule superficiel. Au bout de quelques années, quelquefois plus tôt, les deux paupières sont envahies et alors la maladie revêt la forme rongeante. L'ulcération peut alors s'étendre à la conjonctive et détruire rapidement les paupières et l'œil. Souvent elle envahit les parties profondes, détruit les os de l'orbite et creuse une cavité horrible à voir. Les mêmes phénomènes ont quelquefois lieu, quand l'épithélioma atteint l'orifice nasal ou la commissure buccale.

Lorsque l'épithélioma profond débute d'emblée, ce qui a lieu ordinairement sur la lèvre inférieure, il se forme une tumeur du volume d'un pois, légèrement saillante. Elle est d'abord mobile, mais elle finit par devenir adhérente aux tissus sous-jacents. Plus tard le centre se ramollit et se transforme en abcès. Il se produit alors une ulcération. L'épithélioma profond évolue plus rapidement que l'ulcère rongeant; il diffère principalement de cette variété d'éphithélioma en ce qu'il envahit rapidement le système lymphatique.

L'*épithélioma papillomateux* est rare. On peut le considérer comme une transformation verruqueuse des deux premières variétés déjà décrites.

L'épithélioma atteint habituellement la face, et, dans 30 p. 100 des cas, la lèvre; quelquefois, surtout chez l'homme, les organes génitaux externes et d'autres parties du corps. Les formes superficielle et rongeante se développent ordinairement sur les yeux et le nez; la troisième forme a pour siège habituel la lèvre inférieure. Sur le scrotum la maladie est d'abord superficielle; bientôt elle envahit les parties profondes. Sur le gland et surtout au niveau de sa couronne, les variétés superficielle et papillomateuse sont les plus fréquentes; elles s'accompagnent de gonflement et d'induration des vaisseaux lymphatiques de la verge.

L'épithélioma se développe ordinairement vers l'âge de 50 ans, quelquefois plus tôt; 57 p. 100 des cas s'observent chez l'homme. Chez les vieillards atteints d'épithélioma, on remarque quelquefois une blancheur particulière, de nature atrophique, de la peau des tempes, et quelques taches de xanthelasma, de séborrhée recouvertes d'écailles dures et noirâtres.

L'*étiologie* de l'épithélioma est obscure; le plus souvent on n'en connait pas la cause. Quelquefois on peut invoquer l'hérédité. Les irritations locales agissent comme causes prédisposantes; mais il ne faut pas en exagérer l'importance. Ainsi on a donné le nom de *cancer des fumeurs* à l'épithélioma de la lèvre. Or la maladie atteint souvent des individus qui ne fument pas, tandis qu'elle n'atteint pas toujours ceux qui fument. De même le *cancer des ramoneurs*, ou épithélioma du scrotum, existe dans des pays où le ramonage est inconnu.

ÉPITHÉLIOMA

Observation. — *Epithélioma de la lèvre.* — P. D, âgé de 73 ans. Les ancêtres de ce malade sont tous morts à un âge très avancé ; son père a vécu jusqu'à 108 ans. Avant d'être atteint d'épithélioma, c'était un homme fort bien portant, travailleur. Il fumait constamment la pipe en travaillant. Deux ans et demi avant que fût faite la photographie, une petite tumeur parut sur la partie gauche de la lèvre inférieure. La tumeur s'indura, et devint le siège d'une ulcération superficielle, recouverte d'une croûte. Peu à peu le néoplasme envahit la partie moyenne de la lèvre ; deux ans après il s'ulcéra. Au moment où le malade se présenta au Dispensaire Nord-Ouest, la lèvre inférieure était recouverte d'un ulcère irrégulier, induré. Près de la commissure, les bords de l'ulcère étaient saillants et renversés. Au milieu de la lèvre, les tissus avaient été détruits et la salive s'écoulait continuellement. Sur la lèvre supérieure, au-dessous d'une des narines, existait un nodule blanchâtre, induré, du volume d'un pois. A la réunion de l'aile du nez et de la lèvre, il y avait une fissure presque cicatrisée, mais dont les bords et le fond étaient légèrement indurés. Cette disposition n'est pas visible sur la photographie. Le malade affirme que dix ans auparavant, il avait été coupé en cet endroit, par un barbier. La cicatrice étroite et déprimée ne s'était indurée et ulcérée que depuis trois mois.

Le *traitement* de l'épithélioma doit être prompt et énergique. Lorsque la maladie a une marche envahissante, il ne faut pas perdre de temps. Il vaut mieux détruire la maladie à son début, et même une petite portion de peau saine qui l'entoure, que de la laisser envahir par le néoplasme. Lorsque l'épithélioma a une marche rapide, il faut l'exciser ou le cautériser énergiquement. Les toniques, une nourriture saine et l'exercice au grand air agissent d'une manière indirecte, retardent les progrès de la maladie et favorisent le succès de l'opération. La question de savoir si une médication interne peut retarder le développement de l'épithélioma n'a pas encore été résolue. Les résultats que l'on a obtenus à l'aide des médicaments anticancéreux les mieux connus, ont été illusoires ; il ne faut pas, cependant, pour cela affirmer qu'il n'existe aucun spécifique contre l'épithélioma. Quelques médecins très connus nient l'utilité d'une médication interne ; d'autres au contraire l'affirment.

Neligan, qui décrit la variété rongeante de l'épithélioma sous le nom de *lupus dévorant*, insiste sur l'utilité de l'iode, de l'iodure de potassium et de l'huile de foie de morue, donnés à petites doses, et continués pendant longtemps. Il croit que le traitement local doit être subordonné au traitement général. Je n'ai aucune confiance dans ces agents thérapeutiques ; je les emploie cependant et encore mieux l'arsenic, dans les cas où la maladie ne s'étend pas et où les malades craignent une opération sanglante ou la cautérisation. La solution de Fowler à l'intérieur et à l'extérieur peut rendre des services, puisqu'on a vu, dans quelques cas d'épithélioma, une ulcération légère se cicatriser sous l'influence d'un badigeonnage journalier, avec 10 ou 20 gouttes de cette solution (Anderson).

Les caustiques sont souvent inefficaces, parce que, pour une raison ou pour une autre, on ne les applique pas assez énergiquement. Au lieu de disparaître, le néoplasme s'enflamme et s'étend. Il faut renoncer aux caustiques si l'on ne veut pas cautériser énergiquement. Le choix entre l'excision et la cautérisation dépend de l'étendue, du siège et des caractères du néoplasme. Lorsqu'il est très volumineux, il est préférable d'enlever tout ce que l'on peut avec la curette ou le bistouri, et d'appliquer ensuite, sur la peau, du chlorure de zinc liquide, surtout dans les cas où la récidive est à craindre. Lorsque la maladie est très superficielle, une ou deux applications de pâte caustique suffisent. La pâte arsenicale de Hébra (acide arsénieux 1 partie, sulfure rouge de mercure 3, cold-cream 20) est douloureuse, mais très utile ; elle ne détruit que les tissus malades et épargne les tissus sains. On l'applique sur un morceau de toile, qu'on laisse en place pendant 24 heures, et que l'on renouvelle au besoin. La pâte de Marsden se prépare de la façon suivante : acide arsénieux et gomme arabique, parties égales ; eau, q. s. pour faire une pâte épaisse ; on l'étend sur la surface que l'on veut cautériser, préalablement nettoyée, et on la recouvre avec du coton préparé. Il se forme une eschare, qui se dessèche et tombe au bout d'une semaine ou deux. Le meilleur caustique est celui dont l'opérateur se sert habituellement. Je préfère la potasse caustique, solide ou liquide. Elle produit une eschare noirâtre ; on limite facilement son action. Pour arrêter ses effets caustiques, il suffit de laver la plaie avec du vinaigre ou de l'acide acétique étendu. La douleur qui accompagne la cautérisation n'est ni vive ni de longue durée. Depuis quelque temps, on préconise, comme caustique, une pommade à l'acide pyrogallique à 20 p. 100.

L'ablation d'un épithélioma volumineux, situé sur la lèvre ou ailleurs, nécessite souvent une opération pour restaurer les tissus détruits. Dans ces cas, le bistouri est préférable aux caustiques ; il permet, en effet, d'exciser la tumeur et de restaurer les parties dans une même séance. Lorsqu'on excise une petite tumeur dans le voisinage de l'œil, pour prévenir la déformation des paupières, il faut opérer de façon à ce que l'axe de la cicatrice passe par le centre de la pupille.

SARCOME PIGMENTÉ

SYNONYMIE. — *Melanosis, Melanosarcoma.* — Carcinome mélanique, cancer pigmentaire.

OBSERVATION. — William R., 22 ans, Américain ; cocher. Ce malade fut traité successivement par MM. Geo. K. Smith, S. Sherwell, de Brooklyn et L. D. Bulkley, de New-York. C'est aux Drs Sherwell et Bulkley que je dois les détails sur l'histoire du malade, au Dr Bulkley les négatifs, qui ont servi pour faire la planche XXXIX.

A part quelques convulsions, le malade avait joui dans son enfance d'une bonne santé. Six ans avant que fussent faites les photographies, il reçut un coup sur le côté externe du globe oculaire droit.

Peu de temps après, un petit point noir apparut en cet endroit et augmenta lentement de volume. Plus tard, quelques petites tumeurs se montrèrent sur différentes parties du corps ; mais elles ne furent accompagnées d'aucune douleur. Au mois de juin 1874, ces tumeurs étaient au nombre de 40 ou 50 ; leur volume variait depuis celui d'une petite nodosité à celui d'un marron. Le Dr Matthewson examina le fond de l'œil, mais n'y trouva aucune lésion (1).

A cette époque, une seule tumeur, située sur la poitrine, s'était ulcérée ; encore s'agissait-il plutôt d'une simple abrasion produite par le frottement (des vêtements). Une tumeur du volume d'une noisette, située sur la tempe droite, fut excisée par MM. Smith et Sherwell, pour corriger la difformité et pour servir en même temps d'étude.

Elle était friable, presque noire. Examinée au microscope, on y trouva un grand excès de pigment, de nombreuses grandes cellules, munies de deux et même trois noyaux. L'urine avait une couleur de fumée et contenait des cristaux d'acide urique, qui, à la lumière transmise, présentaient une coloration bleuâtre, et de petites granulations de pigment d'un bleu foncé. L'état général du malade paraissait satisfaisant, quoiqu'il fût découragé par les pronostics qu'on avait formulés sur l'issue de sa maladie.

A partir de ce moment, les tumeurs se développèrent assez rapidement ; presque tous les jours, on en découvrait une nouvelle. Quelques-unes disparurent totalement ou en partie. La surface de la peau prit une coloration plus foncée ; celle de la face était bronzée, comme dans la maladie d'Addisson. Au mois de décembre 1874, le madade passa entre les mains du Dr Bulkley, qui nota les faits suivants : Toute la peau, depuis la tête jusqu'aux pieds, est plus ou moins couverte de tumeurs sous-cutanées, de volume et de forme variables ; la plus petite a le volume d'un petit pois, les autres atteignent un diamètre de 2 à 5 centimètres.

La plupart d'entre elles sont circulaires, quelques-unes ovales ou longues (rares). Sur l'avant-bras droit, on voit une de ces dernières, longue de 5 centimètres, sur 2 de large. Quelques-unes paraissent composées d'un certain nombre de tumeurs plus petites, réunies en groupes. Le plus grand nombre d'entre elles font saillie au-dessus de la peau ; les unes sont arrondies, les autres plates ; même celles qui atteignent un diamètre de 25 millimètres au plus, peuvent n'avoir que 5 millimètres environ de hauteur. Celles-ci paraissent avoir atteint leur maximum de développement et sont en voie d'être résorbées. Toutes sont fermes et dures au toucher.

Quelques tumeurs présentent une coloration, qui varie du brun verdâtre au noir bleuâtre ; mais le plus grand nombre ont, extérieurement du moins, la même coloration que la peau. La peau est tout à fait mobile au-dessus de ces dernières ; mais au-dessous de celles qui ont une coloration foncée et qui sont en voie de s'atrophier et de s'aplatir, la peau est épaisse, dure et adhérente.

On ne peut compter les tumeurs, car un grand nombre d'entre elles sont si profondément situées, que le toucher seul peut révéler leur présence. Lorsque le malade est deshabillé, elles paraissent nombreuses ; la semaine dernière, son frère en compta 150. Comme nous l'avons déjà fait remarquer, quelques tumeurs étaient en voie de disparaître. Après avoir atteint un certain volume ou plutôt une certaine hauteur, avec tous les caractères de tumeurs sous-cutanées recouvertes de peau normale, elles devenaient d'abord violacées, puis noires.

Pendant que ces phénomènes ont lieu, les tumeurs paraissent s'aplatir, puis un travail de résorption commence ;

(1) Voy. *Transactions of the American ophthalmological soc.*, juillet 1874.

la tumeur s'affaisse, sa couleur pâlit, de telle sorte que quelques-unes des plus anciennes d'entre elles, situées sur la poitrine et l'abdomen, paraissent maintenant comme de simples taches aplaties et ressemblent assez à des taches de nitrate d'argent. Le malade raconte que toutes les tumeurs qui ont subi ces modifications, ont saigné spontanément ou par suite du frottement des vêtements. Quelques tumeurs portent encore des traces d'hémorrhagies.

Quelques-unes des tumeurs, particulièrement celles qui siègent sur la poitrine et sur l'abdomen, présentent un aspect très curieux. Pendant que le travail de résorption se faisait, et que la tumeur s'aplatissait, elle s'entourait d'un anneau ou collier, qui, dans plusieurs endroits, est encore très visible. Cet anneau a une largeur de 6 millimètres environ ; il est quelquefois dur et légèrement saillant, d'une coloration noir bleuâtre.

Dans d'autres endroits, l'anneau ne se montre que sous forme d'une simple bande colorée, non-saillante, située autour de la tache centrale, dont elle est séparée par un cercle étroit de peau saine. Dans quelques cas, cet anneau entoure des tumeurs recouvertes d'une peau peu ou point colorée. Le malade affirme que l'on retrouve cet anneau autour de toutes les tumeurs qui ont pâli, et, en outre, que toutes les tumeurs ont été, à un moment donné, le siège d'hémorrhagies.

On peut raconter la suite de l'observation en quelques mots. Le malade s'affaiblit et maigrit rapidement. Les tumeurs continuèrent à se développer, et subirent les modifications que nous avons déjà signalées. Malgré la disparition de quelques-unes d'entre elles, leur nombre devint de plus en plus considérable. De nouvelles tumeurs se développèrent sur les points où l'on en avait excisé.

Six semaines après, le malade était dans une position déplorable. Il était survenu de l'œdème des membres inférieurs. On appliqua un bandage sur les jambes; mais, la faiblesse augmentant toujours, le malade entra à l'hôpital de Roosevlt.

Il y demeura trois semaines et succomba le 16 mai. Pendant ce temps, les urines étaient acides, d'une densité de 1018, foncées et contenaient des traces d'albumine. Le malade perdit rapidement ses forces ; la couleur de la peau devint de plus en plus foncée, jusqu'au moment de la mort; elle avait alors un aspect noirâtre très remarquable.

Autopsie faite par le Dr Delafield le 17 mai 1877. Toute la peau présente une coloration foncée. A la surface du corps, immédiatement au-dessous, ainsi que dans la peau, il existe un très grand nombre de tumeurs dont le volume varie d'un pois à celui d'un œuf de poule ; beaucoup d'entre elles ont une coloration noir-violet. La dure-mère est grisâtre ; sa face interne est recouverte d'une mince couche de fibrine. La pie-mère est normale, à l'exception d'un petit noyau pigmenté. La substance cérébrale est normale et n'est pas pigmentée.

Dans la sclérotique de l'œil droit, près du bord externe de la cornée, il existe une petite tumeur noire, du volume de la moitié d'un pepin de raisin. Les poumons ne sont pas pigmentés; le lobe inférieur du poumon gauche est œdémateux et en partie hépatisé. Le péricarde est distendu par du sérum limpide, le cœur est normal. La cavité péritonéale contient du sérum purulent ; le foie et la rate sont pigmentés. Les glandes cervicales, bronchiques et mésentériques sont hypertrophiées et noires.

FAVUS

Synonymie. — *Tinea favosa, Porrigo favosa* (Willan, Bateman). — Teigne faveuse (Hardy).

Observation I. — *Favus de la tête.* — Il s'agit d'une petite fille placée dans le service des Enfants, du Dispensaire de New-York, dirigé par le Dr E.-P. Williams. La maladie était ancienne, les croûtes épaisses, d'une coloration claire, et friables. L'enfant ne fut amenée qu'une seule fois au Dispensaire. Je ne la revis que deux ans après et tout à fait par hasard. J'appris alors que la mère avait promené son enfant d'hôpital en hôpital et qu'elle n'avait jamais suivi les conseils qu'on lui avait donnés.

Observation II. — *Favus du corps.* — Tirée de la collection de O.-G. Mason, chef du service photographique de l'hôpital de Bellevue. La planche XL montre des croûtes d'un jaune clair, en forme de godets, qui caractérisent la première période de cette affection.

Le *favus* est une affection parasitaire du cuir chevelu et de la peau. caractérisée par des croûtes jaunes en forme de godets. Généralement celles-ci se montrent à toutes les périodes de la maladie ; quelquefois, cependant, elles font défaut.

Le favus débute par une plaque circulaire, furfuracée, semblable à celles du trichophyton. Bientôt cependant on voit paraître de petits points jaunes ; à mesure que les croûtes se développent, on remarque sur le cuir chevelu, que chaque croûte est située à l'orifice d'un follicule pileux et qu'elle est généralement perforée à son centre par un cheveu. A mesure que les godets se multiplient, ils se réunissent pour former une grande croûte, épaisse, irrégulière et d'un jaune clair. On ne retrouve alors les godets caractéristiques que sur les bords de la plaque. Si, dans un cas de favus commençant, on détache les croûtes et l'on coupe les cheveux, on voit que la peau sous-jacente est lisse, presque normale. Mais deux semaines après, lorsque les cheveux ont un peu repoussé, le parasite, qui siège dans les follicules, se montre de nouveau sous forme de petites croûtes jaunes caractéristiques. Ces croûtes sont recouvertes d'une couche d'épiderme et ne sont pas, à proprement parler, à la surface de la peau. Lorsqu'au bout de quelques jours, elles ont atteint le volume d'un petit pois, leur bord devient saillant et leur centre se déprime ; elles constituent ainsi les croûtes en forme de godet, qui caractérisent le favus. Celles-ci sont concaves en haut, convexes en bas et s'emboîtent dans une dépression correspondante, située sur le cuir chevelu. Cette dépression est recouverte d'une couche très mince d'épiderme. Voici pourquoi la croûte prend la forme d'un godet. Les spores du parasite se développent entre les couches de l'épiderme, à l'orifice, en forme d'entonnoir, du follicule pileux. A mesure que le champignon augmente de volume, il soulève la couche superficielle située à la périphérie du disque, tandis qu'au centre, là où l'épiderme est en contact avec le cheveu et par conséquent immobile, il se forme une dépression. Rien n'empêche le champignon de comprimer et de refouler la peau sous-jacente, et d'y produire une dépression.

Quand on ne fait rien pour arrêter la marche de la maladie, celle-ci envahit une grande partie du cuir chevelu. Les croûtes augmentent de volume, pâlissent et finalement deviennent friables, se fendillent et tombent par morceaux. — La pression qu'elles exercent produit l'atrophie de la racine des cheveux ; il en résulte des plaques dépourvues de cheveux, d'un rouge foncé, comme cicatricielles.

Après une attaque grave de favus, les cheveux ne repoussent jamais aussi abondants qu'auparavant; ils sont clairsemés, raides et en forme de tire-bouchon.

Les caractères de la maladie varient suivant son *siège*. Le médecin n'a pas souvent l'occasion de la voir à son début, mais seulement lorsque, par suite d'ignorance ou de négligence, elle est déjà assez avancée.

Le *favus du corps* n'est pas aussi grave que celui de la tête. Il n'est pas caractérisé par de grandes croûtes friables et il est plus facile à traiter, puisque les follicules de la peau ne sont pas si profondément situés et que les spores sont plus près de la surface. Les plaques circulaires, rouges et squameuses qui précèdent le développement des croûtes ressemblent à celles du trichopyton et sont faciles à étudier. Quelquefois le favus existe sur le cuir chevelu et sur la peau; mais dans un grand nombre de cas de favus du corps que j'ai observés, le cuir chevelu n'était pas atteint. On a cité des cas, dans lesquels le champignon s'était développé sous les ongles: ce qui n'est pas étonnant, puisque, l'éruption sur le cuir chevelu étant accompagnée de démangeaisons, les malades ont une tendance naturelle à se gratter.

Le favus atteint principalement les enfants, mais peut, s'il n'est pas convenablement traité, persister jusqu'à l'âge adulte. C'est une affection rare aux États-Unis, en comparaison de quelques parties de l'Europe. Elle est contagieuse et se transmet directement d'un individu à un autre, spécialement dans les écoles, et dans les établissements où les enfants sont nombreux. Quoique ce soit une maladie locale, le favus se développe plus facilement chez ceux, qui sont affaiblis et qui vivent dans de mauvaises conditions hygiéniques. Les petits animaux domestiques sont souvent atteints de favus. Aussi, lorsque cette affection se manifeste dans une famille, faut-il examiner avec soin les chiens et les chats de la maison. Les souris sont très sujettes au favus; elles le transmettent à l'homme par l'intermédiaire des chats. Lorsqu'il se développe spontanément, il est probable que les spores ont été transportés et déposés sur les parties malades par l'air. Lorsque le favus du cuir chevelu est bien caractérisé, il exhale une odeur particulière, que l'on a comparée à celle de la souris. Je trouve au contraire, pour ma part, que l'odeur ressemble plutôt à celle d'une ménagerie mal tenue.

Le *traitement* est simple, mais long, si l'affection est étendue. Quand elle se développe sur la peau, il faut, avant d'y appliquer un parasiticide, faire tomber les croûtes. Quelques semaines suffisent pour la guérison. Sur le cuir chevelu, les spores du parasite ayant envahi la partie profonde des follicules, les applications superficielles sont inutiles, à moins que l'on n'ait préalablement arraché les cheveux. On doit épiler toutes les parties malades, et, dans les cas rebelles, répéter cette opération plusieurs fois. Après l'épilation, on applique sur le cuir chevelu, plusieurs fois par jour, une lotion au sublimé corrosif à 1 p. 100, ou une pommade à l'acide chrysophanique à 3 p. 100; on continue ce traitement jusqu'à ce que les cheveux recommencent à pousser d'une manière normale. On ne peut affirmer que la maladie est guérie, sans avoir arraché quelques-uns des jeunes cheveux, sur différentes parties du cuir chevelu, et sans les avoir examinés au microscope.

KÉRION

SYNONYMIE. — *Tinea Kérion, Trichophytie circinée* (Hardy).

OBSERVATION. — D. M., 15 ans. Le malade était au dispensaire de New-York. C'était un garçon de petite taille, pâle, d'aspect strumeux. A l'âge de 4 ans, il eut un abcès de l'aisselle, qui suppura pendant plus d'un an. La maladie, dont il est maintenant atteint, débuta, il y a six mois, par des furoncles qui ne suppurèrent pas, mais qui produisirent une alopécie circonscrite. La première fois que je le vis, le sommet de la tête était le siège d'un certain nombre de tubercules du volume de la moitié d'une bille, réunis en groupes ou plutôt empilés les uns sur les autres, de manière à former une grosse tumeur bosselée. La partie la plus élevée du cuir chevelu était dépourvue de cheveux et présentait une coloration rouge foncé ou violacé. Au dire du malade, les cheveux n'avaient pas été arrachés, quoiqu'il y eût une bande blanchâtre dépourvue de cheveux, en avant de la partie supérieure ou antérieure, la plus ancienne de la plaque. Les cheveux qui se trouvaient sur le bord postérieur et entre les tumeurs étaient enduits d'une matière gluante qui exsudait des follicules. Le sommet de chaque tumeur était sec, lisse, dépourvu de cheveux, et ressemblait à un abcès superficiel à parois très minces. Les tumeurs étaient un peu molles, aussi paraissaient-elles contenir du pus ou un liquide quelconque. On ponctionna une de ces tumeurs, mais il n'en sortit qu'une goutte de sérosité sanguinolente. Plus tard, quand le malade fut présenté à la Société dermatologique de New-York, un chirurgien déclara que les tumeurs contenaient du pus, et en incisa une. Il ne s'en échappa qu'une petite quantité de sang et de sérosité. Sur d'autres parties du cuir chevelu, il y avait encore quelques plaques du volume d'un pois, dépourvues de cheveux ; elles avaient été autrefois le siège de tumeurs. On crut que la maladie était d'origine parasitaire, mais au moment de faire la photographie, un examen microscopique ne permit pas de découvrir des champignons.

Comme traitement, on prescrivit l'huile de foie de morue et le sirop d'iodure de fer, et l'on pratiqua l'épilation au niveau et autour de la grande plaque saillante. Quinze jours après, une portion circulaire du cuir chevelu située à droite de la partie que l'on avait épilée devint le siège de phénomènes inflammatoires, acompagnés de douleurs lancinantes. Pendant trois jours, cette plaque s'agrandit, mais les douleurs se calmèrent. Le 18 décembre, la partie épilée était moins rouge, les tumeurs avaient presque disparu ; mais on y sentait encore un peu de fluctuation profonde. Avec un trocart fin on évacua une petite quantité de sang et de sérum. La partie enflammée était saillante, grande comme la moitié d'un dollar ; son bord était nettement défini, sa surface rouge, parsemée d'une ou deux pustules et de quelques croûtes. L'exsudat avait cessé de se produire, et la douleur avait disparu. Les cheveux se laissaient facilement arracher. Leurs bulbes étaient légèrement tuméfiés, et, dans quelques cas, les racines adhéraient à leur gaine. On ordonna à la mère de l'enfant de continuer l'épilation, ce qu'elle fit, quoique d'une manière fort peu satisfaisante ; aussi la guérison se fit-elle attendre. Au mois de février, le cuir chevelu était presque guéri.

Le Kérion a été décrit par la plupart des auteurs comme une forme particulière de Trichophytie (*Tinea Kerion*). Je l'ai séparé de la Trichophytie, parce que je ne crois pas qu'il ait une origine essentiellement parasitaire. Il est certain, cependant, que très souvent le trichophyton est la cause excitante de cette affection.

Le Kérion débute sous forme de tumeurs plus ou moins nombreuses, du volume d'un pois, rouges, empâtées et fluctuantes ; elles ne suppurent, cependant, que très rarement. Le liquide contenu dans les parties profondes du derme et qui rend les tumeurs fluctuantes est de la sérosité très riche en albumine. Ce liquide se montre sous forme de gouttes visqueuses, aux orifices des follicules, surtout après la chute des cheveux. L'alopécie survient peu de temps après le début de la maladie ; elle est limitée aux parties malades du cuir chevelu. La petite tumeur conserve indéfiniment sa teinte violacée, puis elle s'aplatit et se décolore, à moins que d'autres lésions semblables ne se développent dans son voisinage. Quelquefois, et surtout chez les enfants, elle s'agrandit à la périphérie, et se transforme en une plaque saillante, molle, aplatie, du volume d'un demi-dollar. Généralement plusieurs tumeurs se réunissent pour former une tumeur plus volumineuse, dont les signes sont les mêmes que ceux que nous venons de décrire, mais plus marqués.

Dans les cas typiques, comme le nôtre, le *diagnostic* est très simple. Dans aucune autre maladie le cuir chevelu n'est parsemé de bosselures et dépourvu de cheveux. On pourrait peut-être se tromper assez facilement lorsque la maladie est à son début. Quand le cuir chevelu devient le siège de tubercules mous, rouges et plus ou moins fluctuants, on pourrait croire à l'existence de furoncles, d'abcès, ou d'une éruption syphilitique. Cette dernière maladie ne se développe pas ordinairement à l'âge où l'on observe le Kérion, à moins qu'elle ne soit héréditaire ; mais alors les tubercules ne sont pas limités au cuir chevelu. Les furoncles ont une forme conique ; leur base est indurée, ils tendent à la suppuration. Un grand nombre de petits abcès ne se développent pas sur le cuir chevelu sans cause apparente. Lorsque les cheveux ont tombé et lorsque l'empâtement a diminué, on pourrait croire à l'existence d'une alopécie circonscrite commençante. Mais dans cette affection la peau est blanche, lisse, non saillante, et ne présente aucune trace d'inflammation récente ou ancienne. Lorsque la maladie débute subitement et qu'elle est accompagnée d'un suintement considérable de sérosité à la surface de la peau, on pourrait la confondre avec l'eczéma aigu. Mais il faut remarquer que les cheveux se laissent facilement arracher, ce qui n'arrive pas dans l'eczéma.

Comme *traitement*, il faut fortifier le malade et pratiquer l'épilation. Que l'affection soit de nature parasitaire ou non, l'état des cheveux exige l'épilation. Les cheveux, en effet, ne sont pas, comme dans le sycosis, brisés ; ils restent à l'état de corps étrangers dans les follicules et les enflamment. L'avulsion des cheveux fait donc disparaître une cause d'irritation. L'œdème et les phénomènes inflammatoires diminuent, lorsqu'il se produit un écoulement abondant de sérosité à la surface de la peau. Il ne faut pas croire que l'épilation puisse guérir rapidement la maladie, même lorsqu'elle est produite par le trichophyton. Dans ce cas, le champignon n'est pas la cause unique du Kérion ; c'est pourquoi sa destruction ne sera pas suivie d'une amélioration aussi prononcée que lorsqu'il s'agit du *Trichophyton capitis.*

TRICHOPHYTIE

La *Trichophytie* est une affection qui résulte de la présence dans la peau d'un végétal microscopique appelé Trichophyton. C'est une des trois affections parasitaires de la peau.

C'est une affection contagieuse, et à un degré plus élevé que la chromophytose. Les enfants y sont plus sujets que les adultes. Lorsqu'elle s'introduit dans une famille ou dans une école, elle ne tarde pas à atteindre presque tout le monde.

Elle s'observe aussi chez les chevaux, les vaches, les chats et d'autres animaux domestiques.

Suivant que la Trichophytie se développe dans telle ou telle partie du corps, elle présente certaines particularités qui permettent d'en décrire cinq formes, qui, par ordre d'importance, sont : *T. de la tête* (*Tinea trichophytina tonsurans*); *T. de la barbe* (*Tinea sycosis; Sycosis parasitica*); *T. du corps* (*Tinea trichophytina circinata*); *T. de la jambe* (*Eczema marginatum*); *T. des ongles* (*Onychomycosis*).

La *T. du corps* est la plus facile à étudier. Elle débute, soit sous la forme de petites vésicules réunies en groupes, soit sous la forme d'une petite tache rouge, qui plus tard est entourée d'un bord circulaire, légèrement élevé au-dessus de la peau. L'éruption est rarement accompagnée d'accidents inflammatoires. La plaque s'étend à la périphérie; à mesure qu'elle grandit, le centre s'aplatit, perd ses squames et tend à reprendre les caractères de la peau saine; quelquefois il reste légèrement pigmenté. L'éruption présente alors une disposition circulaire caractéristique. La plaque est rarement unique, le champignon se développant sur plusieurs parties du corps à la fois. Lorsque les plaques sont très rapprochées, elles se réunissent pour en former de plus grandes, de forme irrégulière.

La *T. du corps* se développe indistinctement chez les deux sexes et à tous les âges. On l'a observée chez un enfant, six heures après la naissance.

Dans la région génito-crurale, la chaleur et l'humidité de la peau favorisent le développement du parasite. L'éruption s'étend sur les fesses et sur la partie interne des cuisses. Elle est accompagnée de phénomènes inflammatoires, et chez beaucoup de personnes, d'eczéma. Dans les pays chauds, cette forme de la maladie est commune et tenace.

Sur les parties de la peau garnies de poils, la maladie (*T. de la tête et T. de la barbe*) débute par une ou deux plaques recouvertes de squames. Peu à peu les cheveux perdent leur brillant, deviennent cassants; finalement ils se brisent près de leur base. La plaque paraît alors être dépourvue de poils, mais si on l'examine de plus près, on voit qu'elle est recouverte de squames, traversées par des poils très courts. La *T. de la tête* ne se développe jamais chez les adultes; ils sont plus sujets à la *T. de la barbe*. On gagne souvent la *T. de la barbe* chez les barbiers; aussi l'appelle-t-on *la gale des barbiers*. Mais sous ce nom on comprend deux maladies; l'eczéma et le sycosis. On croit habituellement que la maladie se propage par l'intermédiaire du rasoir. C'est là une erreur. Très probablement la propagation se fait par l'intermédiaire des serviettes, qui, étant humides, conservent et favorisent le développement du champignon.

La *T. des ongles* est très rare. Elle peut se développer seule ou concurremment avec d'autres formes de la maladie. Les ongles deviennent épais, décolorés et cassants. Les ongles de la main sont plus souvent atteints que ceux du pied.

TRICHOPHYTIE.

Le *diagnostic* de la Trichophytie est ordinairement très simple. Cependant lorsque la maladie est en voie de guérison, ou lorsque, par suite d'un traitement mal dirigé, elle est compliquée d'eczéma, le médecin ne doit poser son diagnostic qu'après avoir fait un examen microscopique. On peut confondre la Trichophytie avec le favus, le psoriasis et l'eczéma. Au début, et avant que les croûtes jaunes caractéristiques se soient développées, le favus ressemble à la T.; le diagnostic repose sur l'examen microscopique des poils. Le *psoriasis* se présente quelquefois sous forme de plaques circulaires, rouges, légèrement squameuses, et ressemble à la T. surtout lorsque le centre de ses plaques tend à se cicatriser. La localisation et la disposition symétrique du psoriasis aident alors au diagnostic.

L'eczéma simule toutes les maladies de la peau. Lorsqu'il est sec, squameux, disposé en petites plaques circulaires, plus ou moins nombreuses, comme cela se voit sur le visage, les seins et les mains, il ressemble à la Trichophytie. Cependant l'éruption eczémateuse est rarement circulaire, et elle n'est jamais nettement circonscrite par un bord saillant. De plus le centre de la plaque d'eczéma ne se cicatrise jamais isolément. On confond souvent la *T. de la tête* avec l'eczéma; cependant la forme de l'éruption, l'absence d'humidité, les squames et l'état des cheveux, devraient révéler la nature de la maladie. Dans les cas douteux, lorsqu'on soupçonne la présence de la trichophytie, on doit toujours examiner les cheveux au microscope.

TRICHOPHYTIE

OBSERVATION. — Un enfant se présente avec une plaque de trichophytie très enflammée, sur le poignet. Les mouvements de la main avaient produit une ou deux fissures très douloureuses. La maladie s'était communiquée à l'avant-bras de la mère, où elle se présente sous forme de deux cercles typiques, recouverts de squames.

Puisque la trichophytie est essentiellement une inflammation plus ou moins vive de la peau, produite par la présence d'un parasite végétal, le *traitement* doit être presque exclusivement local. Comme le trichophyton peut s'implanter et se développer sur une peau parfaitement saine, il est évident qu'un traitement interne ne peut exercer aucune influence sur lui. L'expérience nous apprend cependant que dans certaines conditions la peau se laisse plus facilement envahir par le parasite. L'évolution de la maladie est plus rapide, et celle-ci est plus tenace, lorsque les individus qui en sont atteints sont affaiblis ou placés dans de mauvaises conditions hygiéniques. Dans ces cas un traitement interne peut hâter la guérison. Mais le plus souvent il faut instituer un traitement à la fois général et local. L'huile de foie de morue et les bains sont très utiles, surtout chez les individus lymphatiques, dont la peau fonctionne mal.

Le *traitement local* doit avoir pour but : 1° de calmer les accidents inflammatoires, s'il en existe; 2° de détruire le parasite. Le succès dépend de la manière dont on applique les remèdes. Dans un grand nombre de cas, on peut, dès le début, instituer un traitement énergique; mais chez les enfants et même chez l'adulte, quand la maladie atteint certaines régions dont la peau est susceptible, il est préférable d'employer des parasiticides plus doux, quitte à les continuer plus longtemps, que de s'exposer à produire des accidents imflammatoires ou de l'eczéma. Pour détruire le parasite, il est généralement nécessaire de détruire la peau et les cheveux où il est logé. Sur les surfaces non recouvertes de poils, la maladie est ordinairement superficielle et facile à guérir. Puisque les spores et le mycellium se développent entre les cellules de la couche cornée de l'épiderme, il est évident que tout ce qui peut détruire cette couche détruit le parasite. Lorsque celui-ci a envahi les follicules pileux et pénétré dans l'intérieur des cheveux, la guérison est moins facile. Quelquefois même la maladie est tenace, et récidive facilement.

A la surface du corps, là où les poils sont très fins ou font défaut, on peut se contenter de frictionner fortement la peau avec du savon noir. Pour hâter la guérison, on peut, entre chaque friction, faire des lotions avec une solution de thymol (3 à 5 %), d'acide phénique (10 à 15 %) ou d'hyposulfite de soude (20 %). Si ces remèdes ne détruisent pas le parasite, ils en arrêtent le développement. Mais pour qu'ils soient efficaces, il faut les répéter à de courts intervalles; car le parasite se développe et se multiplie avec une très grande rapidité. La plupart des médicaments dits *parasiticides* sont simplement astringents ou légèrement caustiques. On devrait les appeler des *épidermicides*. L'encre ordinaire, des pièces en cuivre trempées dans du vinaigre, jouissent, et non sans raison, d'une certaine réputation; mais le médecin ferait bien d'appliquer l'acide acétique ou la teinture d'iode. Cette dernière tache la peau et ne peut, par conséquent, guère être employée quand la trichophytie siège sur le visage. La teinture d'iode décolorée est peu utile. Le meilleur remède est une pommade à l'acide chrysophanique à 5 °/₀. Une vésication obtenue à l'aide de collodion cantharidé ou d'autres épispastiques est très efficace; mais on a rarement besoin d'avoir recours à ce moyen.

La *T. de la jambe* est difficile à guérir et pour deux raisons : les remèdes doivent être appliqués avec précaution; souvent la maladie se complique d'eczéma érythémateux. La peau devient rouge, épaisse et est le siège de démangeaisons; souvent, même lorsque le parasite a été détruit, l'eczéma persiste.

Le *traitement de la T. de la tête* est le même que celui du favus; après que les croûtes ont été enlevées, il faut avoir recours à l'épilation. Dans la Trichophytie, les cheveux sont plus difficiles à arracher que dans le favus, car le champignon pénètre dans l'intérieur du cheveu et celui-ci se brise lorsqu'on l'arrache. Il faut donc répéter l'épilation assez souvent.

Le *pronostic* de la Trichophytie est plus favorable que celui du favus, puisque le bulbe des cheveux ne se détruit pas si facilement ; la calvitie et l'altération des cheveux que l'on observe dans le favus ne se produisent pas. Après la Trichophytie, les cheveux peuvent reprendre, avec le temps, leurs caractères normaux.

Il y a différentes manières de pratiquer l'épilation. Je me suis servi d'une pâte épilatoire composée de résine, de cire et de baume de Tolu. On mélange à chaud, et on en fait des bâtons d'environ 25 millimètres de diamètre. On chauffe légèrement l'extrémité de ce bâton, puis on la presse sur la partie malade. On enlève le bâton rapidement, en lui imprimant un léger mouvement de rotation. Les cheveux qui y adhèrent se laissent facilement arracher. Je préfère cependant une pince. — Celle-ci doit être fabriquée avec soin ; il faut que ses branches soient larges, rugueuses et s'adaptent exactement. Il ne faut pas qu'elle fatigue les doigts de l'opérateur. Lorsque le cuir chevelu ou la barbe sont malades depuis peu de temps, l'épilation est inutile. Il faut raser les parties et y appliquer des parasiticides. Si après cette opération le microscope ne décèle plus la présence de parasites dans les cheveux et les squames, il est inutile de raser de nouveau, mais il faut surveiller les malades pendant un mois ou deux, de crainte de récidive.

CHROMOPHYTOSE

SYNONYMIE. — *Chloasma hepaticum, Pannus hepaticus, Tinea versicolor, Pityriasis versicolor, Pityriasis nigra.*

OBSERVATION. — D. M., 25 ans. Le malade est au Dispensaire de New-York. La tumeur fongueuse était très volumineuse, mais quoiqu'elle ne fût pas aussi étendue que d'habitude, les plaques étaient plus saillantes et présentaient un aspect plus frappant que dans tous les autres cas, que j'ai observés jusqu'à présent. Tous les deux jours on appliqua de la teinture d'iode sur le côté gauche du tronc. Celle-ci communiqua aux parties malades, en outre de sa coloration jaune brunâtre caractéristique, une teinte plus foncée, qui rendit le contraste encore plus frappant qu'auparavant, entre la coloration de la tumeur et celle de la peau normale. Sur le côté droit on appliqua une solution d'acide phénique au quart. Celle-ci ne produisit d'abord aucune amélioration, mais plus tard elle fut appliquée trois fois par jour et fit alors disparaître l'éruption beaucoup plus rapidement que l'iode. On recommanda de pratiquer sur le dos des frictions quotidiennes avec du kérosène ordinaire; le résultat démontra l'efficacité de ce remède.

Le *Pityriasis versicolor* est une des trois principales affections parasitaires de la peau. Les deux autres sont la Trichophytie et le Favus. Il est, peut-être, contagieux, mais rarement les malades savent comment ils l'ont contracté.

Il siège surtout et presque exclusivement sur le tronc et les extrémités supérieures, et s'étend quelquefois sur le cou, les joues et même sur les cuisses.

Il *débute* habituellement sur la partie supérieure de la poitrine et se développe souvent d'une manière symétrique. Cependant, au commencement, l'éruption peut être unilatérale, mais lorsqu'elle est ancienne et qu'elle a envahi plus ou moins complètement tout le tronc, la symétrie est très marquée. L'affection débute sous forme de taches jaunâtres, squameuses, du volume d'une tête d'épingle, qui augmentent graduellement en nombre et en grosseur. Généralement, lorsque pour la première fois, l'attention du malade est appelée sur l'éruption, les taches sont petites, isolées, au nombre de 20 ou plus; d'une teinte jaune brunâtre, qui tranche nettement sur la coloration générale de la peau; d'autres fois il existe une petite plaque irrégulière entourée de petites taches isolées et circulaires. A mesure que l'éruption s'étend, elle envahit la portion supérieure de la poitrine, et descend le long de la ligne médiane dans la direction du pubis. Elle envahit également quelquefois le dos, mais à un degré moindre. La région sternale, généralement envahie dès le début, reprend son aspect normal à mesure que la maladie progresse. Habituellement l'éruption n'atteint pas les aines, et elle est moins marquée dans l'aisselle et sur les côtés du thorax, que sur la poitrine et le dos.

Les taches circulaires sont habituellement saillantes; mais les plaques diffuses le sont moins; c'est à peine quelquefois si elles se soulèvent au-dessus de la peau normale. Leur bord peut être nettement limité; quelquefois, au contraire, leur teinte se confond insensiblement avec celle des parties saines, à tel point qu'il est difficile de dire où commence et où finit la tache.

L'éruption est quelquefois accompagnée de légères démangeaisons, mais généralement pas assez vives pour attirer l'attention du malade. Chez ceux qui sont plus soigneux de leur personne, on ne découvre souvent l'éruption que par accident. Quoiqu'elle se rencontre chez des personnes qui prennent des soins de propreté, elle est beaucoup plus commune chez ceux qui transpirent beaucoup et dont la propreté laisse à désirer. On la rencontre rarement dans les dispensaires, à moins que les malades ne se croient atteints de syphilis, et c'est souvent en cherchant l'éruption syphilitique que l'on découvre le pityriasis.

La maladie peut persister pendant très longtemps, si l'on ne fait rien pour la faire disparaître. Quelquefois les plaques restent stationnaires, d'autres fois elles s'étendent rapidement et ont une tendance à récidiver. Elle atteint également les deux sexes ; elle est assez commune au commencement de l'âge adulte et rare chez les vieillards.

Le *diagnostic* est facile à cause de la coloration et de la configuration particulière des taches et de la desquamation. Dans les cas où le malade est très soigneux de sa personne, l'éruption peut être étendue, et cependant n'être reconnue que grâce à la teinte légèrement jaunâtre qu'elle imprime à la peau. Dans les cas douteux le microscope pourra aider à établir le diagnostic.

La maladie étant une affection locale, le *traitement* doit être local. Il faut tenir compte de deux faits importants : 1° que l'affection est limitée à l'épiderme et que tout ce qui détruit les couches externes de celui-ci détruira la maladie ; 2° il faut guérir la maladie *complètement*, nettoyer et désinfecter le linge du malade ; autrement l'éruption reparaîtrait.

Des frictions au savon, répétées tous les jours, suffisent souvent pour faire disparaître le pityriasis : elles devront être énergiques ; on laissera le savon sur la peau pendant huit jours. Un bain suffira alors pour détacher l'épiderme détruit par les frictions, ainsi que les spores et le mycélium du parasite. On peut se servir du savon noir, quand on ne peut pas se procurer du savon vert. Les badigeonnages de teinture d'iode atteignent le même résultat. Ce dernier remède a cet avantage, qu'il communique aux parties malades une teinte beaucoup plus foncée qu'à la peau saine. Une pommade à l'acide chrysophanique guérit rapidement l'affection, mais elle irrite la peau et tache les vêtements. Lorsque l'éruption paraît guérie, il est utile d'appliquer sur la peau, et pendant plusieurs semaines de suite, une lotion à l'acide phénique à 5 %, ou la suivante qui est plus agréable :

℞ Hypophosphite de chaux	8 gr.
Eau distillée de roses	192 gr.

GALE

Synonymie. — *Scabies.*

La *gale* est une affection de la peau, qui est causée par un parasite appelé *Acarus* (*Sarcoptes Scabiei*, Latreille). La présence de ce parasite dans la peau, produit de vives démangeaisons et une éruption caractéristique, que l'on ne peut apprécier et traiter d'une manière rationnelle, sans une certaine connaissance de la structure et des habitudes du parasite.

L'*Acarus Scabiei* est un insecte très petit, presque microscopique. Il est invisible à l'œil nu; pour bien l'étudier il faut l'examiner au microscope. L'acarus adulte a une forme ovale; il est pourvu de huit pattes. Le mâle est plus petit que la femelle et ne creuse pas de sillon comme elle. On le retrouve difficilement. Les jeunes acarus ou nymphes n'ont que six pattes (dont deux postérieures) qui, plus tard, tombent avec la peau et sont remplacées par les huit pattes qui caractérisent l'acarus adulte. Les acarus se promènent à la surface de la peau. C'est dans cet endroit que l'accouplement et la fécondation ont lieu. Aussitôt fécondée, la femelle creuse son sillon et y dépose ses œufs, au nombre de douze au plus. Elle meurt à l'extrémité du sillon. Les œufs éclosent au bout de 14 jours, et les nymphes gagnent la surface de la peau; puis la série des phénomènes déjà décrits, recommence.

On trouve généralement les sillons là où la peau est mince et chaude, entre les doigts, chez l'homme sur la verge, chez la femme sur le mamelon. Dans leur voisinage on rencontre souvent des vésicules et des pustules, mais cette éruption qui, dans quelques cas graves, recouvre le tronc et les extrémités, n'est pas produite directement par le parasite, mais par les ongles du malade. Les démangeaisons sont insupportables surtout la nuit, alors que le malade est couché chaudement dans son lit.

Le *siège* (1) de l'éruption dépend en grande partie de la forme des vêtements, aussi varie-t-il chez l'homme, la femme et l'enfant. Chez tous, elle siège également sur les mains et les poignets; chez la femme, elle se développe sur les seins, chez l'homme et les garçons sur les organes génitaux; cela tient probablement à la facilité avec laquelle ils peuvent atteindre et gratter ces parties, surtout pendant la nuit. Chez les jeunes enfants, qui portent des chemises de nuit longues et étroites, les chevilles, qui seules sont exposées, deviennent le siège de l'éruption. La face et le cuir chevelu, sont généralement indemnes, même dans les cas les plus graves. Un eczéma symptomatique se développe, cependant, quelquefois sur la tête et sur le corps. On contracte généralement la maladie la nuit, en couchant avec un individu qui en est atteint. D'après mon expérience, le médecin peut manipuler impunément les galeux. Cependant, un auteur dit l'avoir contractée, en cherchant un sarcopte sur le bras d'un enfant.

(1) Voici ce qu'en dit M. Hardy : Si nous cherchons à nous rendre compte de la manière dont l'acarus se propage, nous verrons qu'au début les sillons sont rares aux mains, tandis qu'ils existent presque constamment à la verge chez l'homme. En effet, c'est ordinairement sur ce dernier organe que l'acarus commence à se porter, il y excite de la démangeaison et s'attache sur l'ongle à la suite du grattage; de là, il gagne les parties latérales des doigts et la face antérieure du poignet (Note du trad.).

Le *diagnostic* repose sur la présence des sillons, et, à défaut de ceux-ci, sur le siège des papules excoriées qui caractérisent l'éruption. On retrouve les sillons plus facilement dans les cas légers et récents; dans les cas graves, ils sont masqués par des vésicules et des pustules. Lorsque la profession du malade exige qu'il tienne les mains constamment dans l'eau, les sillons peuvent passer inaperçus et l'éruption n'être visible que sur le corps.

Le *traitement* dépend de l'âge du malade, de la durée de l'affection, de la présence ou de l'absence d'un eczéma symptomatique

Chez les petits enfants, dont la peau très tendre ne supporterait par les préparations sulfureuses, on pourrait employer de la vaseline et du baume de Tolu, en parties égales.

Chez les enfants plus âgés et chez l'adulte, on doit se servir de préparations plus énergiques, tout en tenant compte de la susceptibilité de chacun. Le styrax sous forme de liniment ou de pommade, rend de grands services : (styrax 10 parties, huile d'olives 2 parties; ou styrax et cosmoline, parties égales). Le soufre, cependant, est le plus efficace, dans la grande majorité des cas. On l'associe au carbonate de potasse, au mercure, au goudron, à la craie, etc.; mais, d'après mon expérience, ces combinaisons n'ont aucun avantage sur la pommade sulfureuse ordinaire, qui, si on l'applique à dose convenable, et sur toutes les parties du corps, ne laisse rien à désirer. La pommade sulfureuse, composée d'une partie de soufre pour deux d'axonge, est trop forte, surtout lorsqu'on doit en continuer l'emploi pendant quelque temps, et l'associer aux bains et aux frictions. Une pommade à 20 et même 10 °/₀ suffit, car le malade préfère généralement les moyens doux aux moyens violents.

Lorsque l'affection est récente, on se borne à enduire les mains de pommade au moment du coucher. Mais quand elle est ancienne, il faut l'appliquer sur toute la surface du corps, à l'exception de la tête (1). Avant de se coucher le malade peut se mettre dans un bain chaud pendant un quart d'heure. Le bain ramollit l'épiderme à tel point, qu'une forte friction avec du savon suffit pour déterrer un certain nombre d'acarus; de plus, il facilite l'action de la pommade que l'on doit ensuite appliquer. Hebra ne conseille pas de répéter trop fréquemment les bains chauds. Cependant ils n'irritent la peau, que lorqu'on se sert des préparations trop énergiques qu'il recommande. Si l'éruption siège sur une peau tendre, surtout s'il existe une prédisposition à l'eczéma, on peut prescrire les bains et appliquer la pommade avec ménagement, et pendant quelques jours seulement chaque fois.

Généralement il est inutile de désinfecter les effets du malade (2), mais il est important de traiter en même temps que lui, les personnes avec lesquelles il vit, et qui pourraient en être atteintes. Sans cela, aussitôt guéri, il contracterait la maladie de nouveau.

La *durée du traitement* est nécessairement variable. Les cas ordinaires guérissent en 5 ou 10 jours. Il est toujours difficile de dire quand la guérison est complète, et par conséquent quand le traitement doit cesser. Trop souvent on continue le traitement pour faire disparaître une éruption produite par les remèdes employés et non par la présence des acarus.

(1) C'est parce que les médecins prescrivaient des frictions partielles et dans les points seulement où ils observaient des vésicules, que les récidives de la gale étaient si fréquentes autrefois (Hardy) (trad.).

(2) En France on a l'habitude de désinfecter non seulement les vêtements, mais aussi la literie des galeux (trad.).

PHTHIRIASE

Synonymie. — Maladio pédiculaire, Pédiculose.

Observation de Phthiriase de la tête. — Il s'agit d'une petite fille qui avait attrapé des poux a l'école, et que ses parents avaient négligée. La planche XLVI montre les lésions qui caractérisent la présence des poux, à savoir : les cheveux sont agglutinés par un exsudat provenant d'une plaque d'eczéma situé à l'occiput, une tuméfaction des glandes cervicales, du porrigo et une éruption de pustules contagieuses sur le cou.

La *Phthiriase* ou *Pédiculose* est un nom qui indique la présence de poux et l'existence des lésions cutanées qu'ils produisent.

Dans quelques cas, lorsqu'il existe une prédisposition à l'eczéma, l'irritation produite par les poux et le grattage, détermine une éruption typique de cette affection. Les auteurs anciens croyaient que la P. était une affection dyscrasique spécifique dont les poux étaient le résultat naturel. Le vulgaire croit encore que les poux sortent de la peau, où ils avaient été engendrés par la maladie.

Les *Pediculi* appartiennent à la famille des Hémiptères. Ils sont dépourvus d'ailes, leur bouche est en suçoir; ils ne subissent aucune métamorphose. Trois membres de cette famille vivent en parasites sur le corps humain. Les *Pédiculi de la tête, du corps* et *du pubis* donnent lieu aux trois affections suivantes : la *Phthiriase de la tête*, *du corps* et *dn pubis*.

Le *Pediculus de la tête* est blanchâtre; il a de un à trois millimètres de longueur. Six pattes couvertes de poils, articulées et munies de crochets, s'insèrent sur le thorax et lui permettent de se mouvoir rapidement au milieu des cheveux. On ne le rencontre, d'ailleurs, que sur le cuir chevelu. Il dépose ses œufs un à un, ou en masse sur les cheveux. Ces œufs ou *lentes* sont blanchâtres, pyriformes. Leur extrémité pointue (dirigée vers le cuir chevelu) adhère aux cheveux par une matière collante. Les poux déposent leurs œufs près de la racine des cheveux; donc, si on les retrouve vers leur extrémité libre, c'est que la maladie est déjà ancienne.

Le *Pediculus du corps* ressemble au *Pediculus capitis*, mais il est plus gros. Il ne s'enfonce pas dans la peau comme l'acarus de la gale, et ne se montre jamais dans les endroits où il y a des poils ; il vit dans les vêtements, et n'attaque la peau que pour y puiser sa nourriture. Il est très vorace. Lorsque les poux sont nombreux, on les retrouve un peu partout, dans les effets du malade; mais ils se logent de préférence dans les plis et les coutures. Les poux se communiquent facilement aux couvertures de laine.

Le *Pediculus de la tête* est très commun dans les classes pauvres. Il atteint surtout les enfants, particulièrement ceux qui fréquentent les écoles, les asiles, etc., mais on le rencontre aussi chez l'adulte. La malpropreté et la négligence en sont les causes prédisposantes. Néanmoins on le trouve aussi, quelquefois, chez les personnes qui n'ont pas ces défauts. L'homme qui porte des cheveux courts, est moins exposé à en être atteint. Il est à remarquer que certains individus contractent des poux avec une facilité étonnante.

Les démangeaisons sont le premier signe qui indique leur présence. Chez les enfants qui se grattent continuellement, il se produit des excoriations. Celles-ci versent à la surface de la peau une matière séreuse ou séro-purulente, qui agglutine les cheveux. De l'eczéma se développe fréquemment dans la région occipitale; cette lésion est caractéristique, et quand on l'observe, on peut affirmer l'existence de poux. Du porrigo peut se montrer sur le cou et les épaules. Chez les enfants strumeux, les glandes cervicales se tuméfient.

Le *diagnostic* est facile si l'on trouve des poux; dans le cas contraire, la présence des lentes suffit pour affirmer leur existence.

L'eczéma situé à la région occipitale a souvent une origine parasitaire. Si l'on néglige les parasites, l'eczéma résiste au traitement.

Le *traitement* varie suivant l'intensité de l'affection, et la position sociale des malades.

Chez les pauvres, on doit couper les cheveux très courts, surtout en été. S'il n'existe pas d'eczéma, on détruit les poux et les lentes, en frottant le cuir chevelu matin et soir avec du kérosène ordinaire. S'il existe de l'eczéma, il faut appliquer sur la région une pommade émolliente; mais il est souvent nécessaire de commencer par détruire les parasites, même au risque d'aggraver l'eczéma.

Dans la clientèle riche, il est inutile de faire couper les cheveux; des soins de propreté et une application, tous les soirs, de pommade mercurielle ammoniacale, suffisent. Les lentes sont quelquefois difficiles à détacher; pour y parvenir on frotte les cheveux atteints, d'une extrémité à l'autre, avec une éponge ou un linge fin imbibé d'alcool ou d'eau de Cologne.

PHTHIRIASE DU CORPS

SYNONYMIE. — Ecthyma pédiculaire (Hardy).

OBSERVATION DE PHTHIRIASE DU CORPS. — Le malade était au dispensaire de New-York. C'était un homme sans domicile, qui, la plupart du temps, couchait dans les postes de police, et qui probablement n'avait pas changé de vêtements depuis plusieurs mois. Ses effets étaient remplis de poux, son corps couvert de papules saignantes et d'égratignures. La planche XLVII montre la localisation caractéristique de l'éruption, entre les épaules, et les égratignures parallèles, produites par les ongles.

Le nom de *Phthiriase du corps*, indique qu'il existe des poux dans les vêtements et sur la peau certaines lésions plus ou moins marquées.

Cette affection est commune ; généralement chronique dans les classes pauvres, elle se montre quelquefois à l'état aigu chez les riches. Hébra fit observer une fois à ses élèves, que ce n'est pas toujours honteux d'avoir des poux, mais que c'est honteux de ne pas s'en débarrasser rapidement (!!).

Les lésions cutanées qui caractérisent la *Phthiriase du corps* sont : 1, des points hémorrhagiques particuliers, appelés *morsures* ; 2, de petites papules d'origine inflammatoire ; 3, des écorchures, dont la surface est à nu, ou recouverte de sang desséché ; 4, des égratignures parallèles, que l'on ne rencontre que dans cette affection, et 5, des pustules, des furoncles, et des ulcérations superficielles.

Le plus souvent l'éruption se produit sur le tronc et les cuisses, particulièrement sur les parties du corps, qui sont en rapport avec les coutures et les plis des vêtements ; c'est dans ces endroits que les poux se logent et déposent leurs œufs. Ces derniers sont très nombreux, petits, blancs et brillants. Une portion de peau de la grandeur de la paume de la main, située sur le dos, entre la partie supérieure des omoplates, est le siège habituel des excoriations ; c'est là aussi que les poux se logent de préférence. Dans cet endroit, l'éruption présente un aspect remarquable ; la peau est souvent pigmentée, recouverte de vieilles cicatrices et d'excoriations récentes. L'éruption est quelquefois très marquée autour de la taille, surtout lorsque le pantalon est maintenu à l'aide d'une ceinture ; on pourrait alors l'appeler P. en ceinture. Les excoriations sont communes autour des trochanters et sur la face externe des cuisses, lorsque le pantalon contient des poux. J'ai vu un malade qui avait sur les membres inférieurs de véritables raies, correspondant aux coutures de son pantalon, qui étaient remplies de poux.

Le *diagnostic* est facile, on peut le faire à distance. Il suffit que le malade soit déshabillé pour que la nature de l'affection devienne évidente, si toutefois elle est ancienne ou bien caractérisée ; les égratignures ont, en effet, un siège particulier, et le malade a une tendance invincible à se gratter. Il n'y a pas de maladie dans laquelle le prurit soit aussi intense que dans la Phthiriase. Le contact de l'air frais semble augmenter les démangeaisons. L'existence de ces démangeaisons nous permet d'exclure l'idée de syphilides et d'autres affections non prurigineuses de la peau, et de songer à l'urticaire, au prurigo, à l'eczéma et à la gale, éruptions qui s'accompagnent de vives démangeaisons. L'irritabilité de la peau dont l'existence est démontrée par les lignes rouges parallèles, qui se produisent au contact des ongles, et les raies blanches ou petites papules, qui sont caractéristiques de l'urticaire, pourraient induire en erreur. Mais dans l'urticaire les excoriations font défaut; de plus l'éruption est généralement de date récente et se développe rapidement. Le prurigo intense, tel qu'on le voit à la clinique des maladies de la peau de Vienne, est rare, presque inconnu aux États-Unis. On en rencontre quelquefois une forme légère; il se distingue alors de la Phthiriase, en ce qu'il atteint principalement les extrémités, et qu'il est invariablement chronique.

On pourrait confondre la Phthiriase avec l'eczéma papuleux ou pustuleux, la différence entre ces deux affections n'étant pas très notable ; mais le siège caractéristique des excoriations, entre les épaules, autour de la taille et à la face externe des hanches et des cuisses, démontre son origine parasitaire. La gale, lorsqu'elle est très étendue, ressemble à la Phthiriase, mais elle affecte surtout les mains, les avant-bras, la partie inférieure de l'abdomen, les organes génitaux et la face interne des cuisses, et ne se montre pas là où siège habituellement la Phthiriase. C'est une affection très prurigineuse, mais qui ne force pas le malade à se gratter avec autant de violence que la Phthiriase.

Le diagnostic est donc facile quand l'affection est bien caractérisée; mais on rencontre des cas, dans lesquels le prurit est peu intense et les excoriations peu nombreuses. On ne réussit pas alors à trouver des poux, et il est difficile de distinguer l'affection du prurit cutané, qui est une affection d'origine nerveuse et dépend d'un désordre interne. Cependant les points hémorrhagiques produits par la morsure des parasites, existent généralement et nous aident à découvrir la véritable origine de la maladie. Dans la clientèle privée, lorsqu'on soupçonne la présence de poux, il vaut mieux rechercher tranquillement les lésions caractéristiques de l'affection, que de blesser la susceptibilité du client, par un examen minutieux de ses vêtements.

La question du *traitement* sera étudiée à l'article Porrigo pédiculaire (voy. pl. XLVIII).

PORRIGO PÉDICULAIRE

SYNONYMIE. — *Porrigo e pediculis*, *Porrigo contagiosa*. Impétigo contagieux.

OBSERVATION. — Un malade du dispendiaire de New-York était atteint de porrigo; l'éruption pustuleuse que l'on voit sur la planche XLVIII était récente. Les croûtes étaient épaisses, d'une teinte jaune verdâtre; la plupart d'entre elles étaient ombiliquées; quelques-unes s'étaient détachées spontanément, d'autres étaient légèrement adhérentes, et lorsqu'on les arrachait, on voyait à leur place des macules circulaires et rosées. Celles que le malade avait arrachées de force, avaient laissé une ulcération superficielle. Il était évident que le malade, en se grattant, s'était inoculé de nouveau la maladie; car sur les points où les ongles avaient déchiré la peau, il s'était formé, dans les vingt-quatre heures, de nouvelles vésico-pustules qui, en trois ou quatre jours, s'étaient recouvertes d'une croûte jaune et épaisse caractéristique.

Le nom de *Porrigo* a été appliqué par les dermatologistes anciens à tant d'affections pustuleuses et autres, que de nos jours il est fort difficile de lui trouver une place dans la nosographie des maladies de la peau. Je vais suivre l'exemple de Startin, Nayler et Hutchinson, et décrire sous le nom de *Porrigo*, une affection pustuleuse et contagieuse de la peau, qui diffère de l'eczéma, et qui serait peut-être d'origine parasitaire.

C'est une affection aiguë, caractérisée par une ou plusieurs vesico-pustules aplaties, qui se développent rapidement sur une peau d'apparence saine. Elles sont superficielles, s'agrandissent à la périphérie, tout en conservant leur forme aplatie, et elles atteignent généralement le volume d'une pièce de vingt centimes. Les croûtes sont épaisses, friables, de coloration jaune paille ou jaune-verdâtre ou brunâtre, et ombiliquées. Elles sont légèrement adhérentes, et lorsqu'on les arrache de force, elle laissent à nu une ulcération superficielle, baignée de pus. Lorsqu'elles tombent spontanément, l'épiderme sous-jacent est mince et rouge; cette rougeur ne tarde pas à disparaître, sans laisser de cicatrice.

Les pustules sont contagieuses, voilà leur trait caractéristique. Lorsqu'elles surviennent comme complication de la Phthiriase, ce qui arrive souvent, il est évident qu'elles ont une tendance à se développer sur tous les points de la peau qui ont été lésés; il est donc très probable que le pus possède des propriétés infectieuses, et qu'il est transporté d'un point à un autre par les ongles du malade. L'inoculation expérimentale, d'ailleurs, détermine le développement de pustules de Porrigo.

L'affection est commune chez les enfants, mais on l'observe aussi chez l'adulte. Fréquemment plusieurs membres d'une même famille en sont atteints, et l'on cite des cas dans lesquels elle a régné épidémiquement.

Les pustules se montrent surtout sur le cuir chevelu et la face, souvent aussi sur le tronc et les extrémités, et particulièrement sur les doigts. Quelquefois elles se développent sans cause connue. Le plus souvent cependant, on retrouve les traces de quelque irritation locale et des poux. On a découvert un champignon dans les croûtes, mais il n'est pas démontré que ce champignon joue un rôle important dans l'étiologie de la maladie.

Le *diagnostic* est facile, mais on pourrait confondre le Porrigo avec l'impétigo et l'eczéma impétigineux, d'autant plus que la description que les auteurs donnent de ces deux dernières affections, varie considérablement. Le mot *impétigo*, d'après les auteurs modernes, est synonyme d'*eczéma pustuleux*. C'est, d'après Tilbury Fox, un eczéma qui se développerait chez un individu atteint d'une diathèse purulente. L'*impetigo contagieux*, décrit par cet auteur, me paraît être une forme simple de Porrigo, si commune chez les enfants et qui, à son début, est habituellement accompagnée de phénomènes généraux. J'ai vu un grand nombre de ces cas, et j'ai pu vérifier l'exactitude de la description, que l'éminent auteur anglais en donne. Je ne vois cependant pas pourquoi l'on ne donnerait pas aussi le nom, qui sert à désigner ces affections (que ce soit celui de Porrigo ou d'Impétigo) à une éruption isolée, contagieuse de vésico-pustules, accompagnée d'aucun phénomène général et se manifestant chez l'adulte, comme complication de la Phthiriase. Au point de vue de l'étiologie, de la symptomatologie et de la thérapeutique, le Porrigo diffère essentiellement de l'eczéma pustuleux. Ce dernier est généralement accompagné d'une prédisposition à l'inflammation catarrhale de la peau. Son siège est plus profond que celui du Porrigo ; il n'est jamais contagieux, et guérit difficilement. Le Porrigo, au contraire, est une affection presque entièrement locale, et qui évolue rapidement ; le traitement le plus simple le fait disparaître.

Traitement. — Au début il faut faire tomber les croûtes à l'aide de cataplasmes ou de linges imbibés d'eau chaude. On appliquera ensuite sur la peau une pommade à l'acide phénique à 5 p. 100, et que l'on continuera pendant quelques jours.

Nous avons déjà dit que le Porrigo était souvent compliqué de *Phthiriase du corps*. Pour guérir cette dernière affection, il faut commencer par détruire les poux ; on cherchera ensuite, à l'aide d'applications émollientes, à calmer l'irritation de la peau, que leur présence a déterminée. Dans les dispensaires, il faut d'abord essayer de faire comprendre aux malades que leur éruption est produite par des poux, et non par une maladie du sang. Souvent ils ignorent qu'ils ont des poux ; et quand ils le savent, ils sont tellement convaincus que leurs poux sont l'effet, et non la cause de l'éruption, qu'ils ne veulent pas entendre raison, ni suivre les conseils que vous leur donnez. Les cas de ce genre ne peuvent être convenablement traités que dans les hôpitaux, où les soins de propreté sont de rigueur. Lorsque le malade a conscience que les poux sont la cause de son éruption, vous pourrez lui dire de changer de vêtements ; très probablement il suivra vos conseils. Il ne suffit pas cependant, comme beaucoup de malades se l'imaginent, de changer de chemise une ou deux fois par semaine, ou peut-être plus souvent. Il faut changer tous les vêtements. Tandis que l'on fait bouillir le linge, on expose les autres effets à une haute température, capable de détruire les parasites. Ensuite on pourra saupoudrer les coutures, là où les œufs sont très nombreux, avec de la fleur de soufre, de la poudre de pyrèthre ou de staphisaigre. C'est une bonne précaution à prendre. Quant à l'éruption, elle disparaîtra en même temps que sa cause. Un bain chaud quotidien sera utile pour calmer l'irritation de la peau. Dans les dispensaires, j'ai l'habitude de prescrire une lotion ou une pommade à l'acide phénique, qui a pour effet de calmer les démangeaisons et de chasser les parasites.

TABLE ALPHABÉTIQUE

TABLE ALPHABÉTIQUE.

FIN DE LA TABLE ALPHABÉTIQUE

3966-81. — CORBEIL, TYP. ET STÉR. CRÉTÉ.

TRAITÉ PRATIQUE
DES MALADIES VÉNÉRIENNES

Par le docteur Louis JULLIEN

PROFESSEUR AGRÉGÉ A LA FACULTÉ DE MÉDECINE DE NANCY

1 vol. in-8 de 1136 pages, avec 150 figures. Cartonné........................ 20 fr.

AUGAGNEUR (V.). — **Étude sur la syphilis héréditaire tardive.** 1879, in-8, 128 pages........... 2 fr. 50

BASSEREAU (Léon). — **Traité des affections de la peau symptomatiques de la syphilis.** 1852, in-8. 7 fr. 50

BAUMÈS (P.). **Réplique d'un dermatophile de province à un dermatophile parisien.** 1843, in-8. 50 c.

BEDOIN. — **Considérations de pathologie générale sur la peau.** 1867, in-4, 47 p................ 1 fr. 50

BERCHON (E.). — **Histoire médicale du tatouage.** Paris, 1869, in-8, 184 pages.................. 3 fr. 50

BERGERON. — **Étude sur la géographie et la prophylaxie des teignes.** 1865, in-8, avec 2 cartes et 3 tableaux.. 2 fr. »

BOUDIN. — **Souvenirs de la Campagne d'Italie.** Études sur la pellagre. Paris, 1861, in-8, avec carte. 2 fr. 50

BOUILLY (G.). — **Comparaison des arthropathies** rhumatismales, scrofuleuses et syphilitiques. 1878, in-8, 108 p.. 3 fr. 50

BOURGEOIS. — **Nouveau traité de la pustule maligne** et de l'œdème malin, ou des deux formes du charbon externe chez l'homme. 1861, 1 vol. in-8........ 4 fr. 50

BOUSQUET (J.-B.). — **Nouveau Traité de la vaccine** et des éruptions varioleuses ou varioliformes. Paris, 1848, 1 vol. in-8 de 600 pages.................................. 7 fr. »

BOUVIER. — **De la vaccine du cheval.** 1864, in-8.. 1 fr.

BRIQUET. — **De la variole.** 1871, in-8, 56 p...... 1 fr. 50

BROCA. — **Anatomie pathologique du cancer,** par Paul BROCA, professeur à la Faculté de médecine. 1852, 1 vol. in-4, avec 1 pl.................................. 3 fr. 50

BRUNEAU. — **Etude sur les éruptions herpétiques** qui se font aux organes génitaux chez la femme. Paris, 1880, in-8, 106 pages.................................. 2 fr. »

BRUYÈRE. — **Recherches cliniques sur l'emploi de l'acide pyrogallique** dans le traitement de quelques affections de la peau. 1879, gr. in-8, 50 p............. 1 fr. 50

BUTTURA (Ch.-A.). — **Des fièvres éruptives sans éruption,** et particulièrement de la scarlatine sans exanthème. 1857, in-8, 44 p.................................. 1 fr. 50

CAILLAULT. — **Traité pratique des maladies de la peau chez les enfants,** par le docteur Ch. CAILLAULT. 1859, 1 vol. in-18 jésus de 400 p................ 3 fr. 50

CAZENAVE (Alphée). — **Traité des maladies du cuir chevelu,** suivi de Conseils hygiéniques sur les soins à donner à la chevelure, par le docteur A. CAZENAVE, médecin de l'hôpital Saint-Louis, etc. 1850. 1 v. in-8, avec 8 pl. col. 8 fr.

CELLARD. — **De l'éléphantiasis vulvaire** chez les Européennes. 1877, gr. in-8, 66 p.................. 1 fr. 50

CHAIROU. — **De la variole et de la vaccine.** 1870, in 8, 64 pages.. 1 fr. 50

CHAUSIT. — **Traité élémentaire des maladies de la peau,** par M. le docteur CHAUSIT, d'après l'enseignement théorique et les leçons cliniques de M. A. Cazenave, médecin de l'hôpital Saint-Louis. 1853, in-8, XII-448 p....... 3 fr. »

COLIN. — **De la variole** au point de vue épidémiologique et prophylactique. 1873, 1 vol. in-8 de 200 p. avec 3 fig. 3 fr. 50

CORNIL (V.). — **Leçons sur la syphilis,** faites à l'hôpital de Lourcine, par V. CORNIL, professeur à la Faculté de médecine de Paris, médecin de l'hôpital de Lourcine. 1879, 1 vol. in-8, IX-482 pages avec 9 pl. et figures........... 10 fr. »

— **Du cancer** et de ses caractères anatomiques. 1867, in-4 84 pages, avec 21 fig.................................. 3 fr. »

CORNIL (V.) et TRASBOT (L.). — **De la mélanose.** 1868, in-4, avec 20 figures.................................. 3 fr. »

DANIELSSEN et BOECK (W.). — **Traité de la spedalskhed** ou éléphantiasis des Grecs. 1848, 1 vol. in-8....... 10 fr. »

DAVASSE (Jules). — **La syphilis,** ses formes et son unité. 1865, in-8, 570 pages.................................. 8 fr. »

DENARP-DECANTELEU. — **Tableau analytique, descriptif et iconographique des cicatrices de la vaccine.** 1851, un tableau grand in-fol. contenant 40 figures... 50 c.

DEPAUL (J.-A.-H.). — **Expériences faites à l'Académie de médecine avec le cow-pox** ou vaccin animal, par J.-A.-H. DEPAUL, professeur à la Faculté de médecine. 1868, in-4, 51 p., avec 8 pl. chromolithographiques..... 3 fr. 50

— **Sur la vaccination animale.** 1867, in-8.. 1 fr. 50

— **De l'origine réelle du virus vaccin.** 1864, in-8. 1 fr. 50

DESRUELLES. — **Histoire de la blennorrhée uréthrale.** Paris, 1854, 1 vol. in-8.................................. 6 fr. »

DEVERGIE (E.). — **Clinique de la maladie syphilitique.** Paris, 1826-1833, 2 vol. in-4 avec 126 pl. coloriées. 80 fr. »

DIDAY. — **Exposition critique et pratique des nouvelles doctrines sur la syphilis,** suivie d'un Essai sur de nouveaux moyens préservatifs des maladies vénériennes, par P. DIDAY, ex-chirurgien de l'Antiquaille. 1858, 1 vol. in-18 jésus de 560 pages.................................. 4 fr. »

DRYSDALE (C.-R.). — **Traitement de la syphilis** et d'autres maladies, sans mercure. 1864, in-18 jésus.... 1 fr. 50

DOUNON (P.). — **Étude sur la verruga,** maladie endémique. 1871, in-8, 56 p. et 1 pl.................. 2 fr. »

DUCHESNE-DUPARC. — **Traité pratique des dermatoses,** ou maladies de la peau, classées d'après la méthode naturelle, comprenant l'exposition des meilleures méthodes de traitement, suivi d'un Formulaire spécial. *Deuxième édition.* 1862, 1 vol. in-12, LXVI-492 pages.......... 5 fr. »

— **Nouvelle prosopalgie,** ou Traité pratique des éruptions du visage. Paris, 1846, in-8, 170 p.................. 3 fr. 50

— **Traité des gourmes** chez les enfants. 2e *édition.* Paris, 1844, in-8.................................. 6 fr. 50

FABRE (S.-P.). — **Des mélanodermies,** et en particulier d'une mélanodermie parasitaire. 1872, in-8, 104 p... 2 fr. 50

FLOURENS. — **Anatomie générale de la peau** et des membranes muqueuses. 1843, in-4, 104 p. et 6 pl. col. 6 fr. »

FRACASTOR (J.). — **La syphilis,** poème en vers latins de Jérôme FRACASTOR, traduit en vers français; précédé d'une Étude historique et scientifique sur Fracastor, et accompagné de notes par Prosper Yvaren. 1847, in-8.......... 5 fr. »

GABALDA (F.). — **De la contagion des symptômes secondaires de la syphilis.** 1859, in-8, 29 p.... 1 fr. »

GIBERT. — **Mémoire sur les syphilides.** Paris, 1847, in-8, 60 pages.................................. 1 fr. 50

GIGOT-SUARD. — **L'Herpétisme**, pathogénie, manifestations, traitement, pathologie expérimentale et comparée. 1870, 1 vol. gr. in-8 de VIII-468 pages.............. 8 fr. »

GOUTARD. — **Du Léontiasis syphilitique.** Étude sur quelques cas de syphilides hypertrophiques diffuses de la face en particulier. 1878, gr. in-8, 62 p., avec une pl. 3 fr. »

GROS (Léon). — **Du prurit général de la grossesse.** 1869, in-8, 16 pages.............................. 75 c.

HARDY (A.). — **Traité pratique des maladies de la peau**, par le docteur Alfred HARDY, professeur à la Faculté de médecine de Paris, médecin de l'hôpital Saint-Louis. Paris, 1882, 1 vol. in-8.

HUGUIER. — **Mémoire sur l'esthiomène de la vulve** ou dartre rongeante de la région vulvo-anale. 1849, in-4, avec 4 pl.. 5 fr. »

HUNTER. — **Traité de la maladie vénérienne**, avec des notes et des additions par PH. RICORD. 3e *édition*. 1859, 1 vol. in-8 de 800 p., avec 9 pl........................ 12 fr. »

— Le même, sans planches........................ 6 fr. »

HUTTEN (Ulric de). — **Livre sur la maladie française** et sur les propriétés du bois de gaïac, trad., commentée par le Dr POTTON. Lyon, 1865, in-8, LXXX-218 p., portr.. 24 fr. »

IZARD (A.-A.). — **Nouveau traitement de la maladie vénérienne** et des syphilides ulcéreuses par l'iodoforme. 1871, in-8, 48 p.............................. 1 fr. 50

JEANNEL. — **De la prostitution dans les grandes villes au XIXe siècle** et de l'extinction des maladies vénériennes. 2e *édit*. 1874, 1 v. in-18, x-648 p., avec fig. 5 fr. »

JOHANNET. — **Épidémie de petite vérole.** 1869, in-8, 48 pages.. 1 fr. 25

JOULIN. — **Syphiliographes et Syphilis.** 1862, in-8, 40 p.. 1 fr. 50

JULLIARD. — **Étude critique sur les localisations spinales de la syphilis.** 1879, in-8, 93 pages. 2 fr. 50

LACASSAGNE. — **Les tatouages**, étude anthropologique et médico-légale, par A. LACASSAGNE, médecin-major de 1re classe. Paris, 1881, in-8, 115 p. avec planches.............. 5 fr. »

LAGNEAU (G.). — **Recherches comparatives sur les maladies vénériennes** dans les différentes contrées. 1867, in-8, 76 pages.............................. 2 fr. »

— **Rapport sur un cas de transmission de la syphilis** d'un nourrisson à sa nourrice. 1875, in-8, 8 p. 50 c.

LALAGADE (P.-D.). — **Études théoriques et expérimentales sur le virus vaccin** d'enfant et de revacciné. 1858, in-8, 40 p.............................. 1 fr. »

— **Études théoriques et expérimentales sur l'action de la vaccine** chez l'homme. 1861, in-8, 75 p... 1 fr. 50

— **La vaccine et la petite vérole** dans le département du Tarn. 1872, gr. in-8, 63 p........................ 1 fr. 50

LANQUETIN (E.). — **Notice sur la gale** et sur l'animalcule qui la produit. 1859, grand in-8, 96 p., 4 pl....... 2 fr. 50

LEBATARD (A.). — **Des loupes** et de leur cure radicale. 1852, in-8, 15 pages.............................. 50 c.

LEBERT. — **Traité pratique des maladies cancéreuses.** 1851, 1 vol. in-8 de 892 p............... 9 fr. »

Lèpre (la) est contagieuse, par un missionnaire attaché aux léproseries. 1879, 1 vol. in-8 de 288 p. avec carte... 5 fr. »

LE ROY DE MÉRICOURT. — **Mémoire sur la chromhidrose** ou chromocrinie cutanée. 1864, in-8, 179 p. 3 fr. »

LESSERTEUR (E.-C.). — **Le Hoang-Nan**, remède tonquinois contre la rage, la lèpre et autres maladies. 1879, in-8, VIII-92 p.. 2 fr. 50

LÉVY (M.). — **Rapport sur le traitement de la gale.** 1852, in-8.. 1 fr. 25

MARTINEAU (L.).— **De la maladie d'Addison.** 1864, grand in-8, 130 p., avec 3 planches col.................. 5 fr. »

MAURIAC (Ch.).— **Leçons sur les maladies vénériennes** professées à l'hôpital du Midi. Paris, 1882, 1 vol. in-8 de 600 pages..

MAYGRIER. — **Essai d'une bibliographie sommaire et raisonnée de la vaccine.** 1865, in-8, 28 p. 1 fr. »

MOURONVAL (J.-F.-J.). — **Recherches et observations sur le prurigo.** *Deuxième édition*. 1836, in-8, 99 p. 50 c.

MUSELIER. **Étude sur la valeur séméiologique de l'ecthyma.** 1876, in-8, 125 p.................... 2 fr. 50

NITOT (E.). — **Contribution à l'histoire de la syphilis et de la tuberculose oculaires**, des gommes syphilitiques de l'iris et du corps ciliaire. 1880, in-8, 144 p. avec 1 pl.. 3 fr. »

ORY (Eugène). — **Recherches cliniques sur l'étiologie des syphilides** malignes précoces. 1876, in-8..... 2 fr. 50

PAROLA (Louis et Jos.). — **De la vaccination.** 1877, 2 vol. gr. in-8.. 15 fr. »

PAYAN.—**Des remèdes antisyphilitiques.** 1845, in-8. 3 fr.

PÉGOT (Marc). — **Essai clinique sur l'action des eaux thermales sulfureuses de Bagnères-de-Luchon** dans le traitement des accidents consécutifs de la syphilis. 1854, in-8.. 3 fr. 50

PEILLON (A.). — **Du cancroïde des lèvres** et de son traitement. 1880, in-8, 94 pages avec figures....... 2 fr. »

PIESSE.—**Des odeurs, des parfums et des cosmétiques**, histoire naturelle, composition chimique, préparation, recettes, industrie, effets physiologiques et hygiène. *Seconde édition*. 1877, 1 vol. in-18 jésus de XXXVI-580 p., avec 92 fig. 7 fr. »

PUTEGNAT (E.). — **Essai sur l'histoire de la syphilis** des nouveau-nés. 1854, in-8, 216 pages.......... 3 fr. 50

RAYER. — **Traité théorique et pratique des maladies de la peau.** 2e *édition*. 1835, 3 vol. in-8, avec atlas de 26 pl. in-4 col., cart.. 88 fr. »

— Le texte seul, 3 vol. in-8........................ 23 fr. »

— L'atlas seul, avec explication, gr. in-4. Cart...... 70 fr. »

REVEIL. — **Des cosmétiques** au point de vue de l'hygiène et de la police médicale. 1862, in-8.............. 1 fr. 50

RICORD. — **Lettres sur la syphilis**, suivies des discours à l'Académie de médecine sur la syphilisation et la transmission des accidents secondaires, avec une introduction par Amédée LATOUR. 3e *édition*. 1863, 1 vol. in-18 jésus, VI-558 p. 4 fr. »

ROBERT (Melchior). — **Nouveau traité sur les maladies vénériennes.** 1861, 1 vol. in-8 de 788 p........ 9 fr. »

ROQUETTE (Ch.). — **Physiologie des vénériens**, exposé des phénomènes caractéristiques qui accompagnent et suivent les accidents vénériens. Paris, 1865, 1 vol. in-18 jésus de 548 pages.. 5 fr. »

ROSENBAUM (J.). — **Histoire et critique des doctrines des maladies de la peau.** 1844, gr. in-8. 2 fr. »

ROUSSEL. — **Traité de la Pellagre** et des pseudo-pellagres, par le Dr Th. ROUSSEL, membre de l'Académie de médecine. 1866, 1 vol. in-8, de 700 pages....... 10 fr. »

SCHPERK. — **Recherches statistiques sur la syphilis** dans la population féminine de St-Pétersbourg. 1875, in-8, 46 p., avec 5 fig.............................. 1 fr. 50

SEDILLOT. — **Mémoire sur les revaccinations.** 1840, in-4, 108 pages, 4 planches........................ 2 fr. 50

SERRE. — **Nouveau traitement spécial et abortif de l'inflammation de la peau.** 1834, in-8........ 2 fr. 50

SIMON (Léon) fils. — **Des maladies vénériennes et du traitement homœopathique.** 1860, 1 vol. in-18 jésus, XII-744 pages.............................. 6 fr. »

SPERINO. — **La syphilisation** étudiée comme méthode curative et comme moyen prophylactique des maladies vénériennes, traduit de l'italien par A. TRESAL. 1853, in-8. 2 fr.

Syphilis vaccinale (de la). Communications à l'Académie de médecine par MM. DEPAUL, RICORD, BLOT, Jules GUÉRIN, TROUSSEAU, suivies de Mémoires sur la transmission de la syphilis par la vaccination et par la vaccination animale, par MM. A. VIENNOIS, PELLIZARI, PALASCIANO. 1865, 1 vol. in-8 de 392 pages.. 6 fr. »

TARDIEU. — **Étude médico-légale sur les maladies produites accidentellement ou involontairement** par imprudence, négligence ou transmission contagieuse, comprenant l'histoire médico-légale de la syphilis. 1879, 1 vol. in-8 de 288 p.............................. 4 fr. »

TARTENSON (J.). — **La syphilis**, son histoire et son traitement. 1880, 1 vol. in-18 de 288 p............... 3 fr. »

TREUILLE (A.). — **Traité pathologique et thérapeutique des maladies vénériennes.** 1846, in-8. 3 fr. »

VIDAL (A.). — **Des inoculations syphilitiques.** 1849, in-8.. 1 fr. »

ZAMBACO (A.). — **Des affections nerveuses syphilitiques.** Paris, 1862, in-8.............................. 7 fr. »

PHYSIOLOGIE ET HYGIÈNE

ARNOULD. — **Nouveaux éléments d'Hygiène,** par le Dr J. ARNOULD, professeur à la faculté de médecine, de Lille. 1 vol. in-8 de 1,300 pag. avec 300 fig. cart. 20 fr.

BERGERET. — **De l'abus des boissons alcooliques** Dangers et inconvénients pour les individus, la famille et la société. Moyen de modérer les ravages de l'ivrognerie. 1 vol. in-18 jésus, 380 pages........... 3 fr.

BOUCHUT. — **Hygiène de la première enfance.** Guide des mères pour l'allaitement, le sevrage et le choix de la nourrice. 7e *édition*, 1 vol. in-18 jésus de 400 p., avec 49 figures...................... 4 fr.

BRAUN, BROUWERS et DOCX. — **Gymnastique scolaire** en Hollande, en Allemagne et dans les pays du Nord, suivi de l'état de l'enseignement de la gymnastique en France. 1 vol. in-8................ 3 fr. 50

COCCHI. — **Le régime de pythagore,** d'après le Dr COCCHI; — de la sobriété, conseil pour vivre longtemps, par L. CORNARO; — le vrai moyen de vivre plus de cent ans dans une santé parfaite, par L. LESSIUS. 1 vol. in-18 jésus avec 5 planches............. 3 fr.

Le *même*, papier de Hollande, tiré à 100 ex..... 6 fr.

COLIN (G.). — **Traité de physiologie comparée des animaux,** considérée dans ses rapports avec les sciences naturelles, la médecine, la zootechnie et l'économie rurale, par G. COLIN, professeur à l'École vétérinaire d'Alfort, membre de l'Académie de médecine. 2e *édition*, 2 vol. in-8 avec 206 fig............ 26 fr.

CUYER et KUHFF. — **Le corps humain.** Structure et fonctions, formes extérieures, régions anatomiques, situation, rapports et usages des appareils et organes qui concourent au mécanisme de la vie, démontrés à l'aide de planches coloriées, découpées et superposées; dessins d'après nature, par Édouard CUYER, lauréat de l'École des Beaux-Arts; texte, par le Docteur G. A. KUFF. 1 vol. gr. in-8 de 214 pages de texte, avec Atlas de 25 planches coloriées. Ouvrage complet, cartonné, en 2 vol.. 70 fr.

DALTON. — **Physiologie et hygiène des Écoles, des collèges et des familles,** par J.-C. DALTON, professeur au Collège des médecins de New-York. 1 vol. in-18 jésus de 536 p. avec 68 fig.............. 5 fr.

DONNÉ (Al.). — **Conseils aux mères** sur la manière d'élever les enfants nouveau-nés, par le Docteur Al. DONNÉ. 6e *édition*, 1 vol. in-18 jésus, 378 p ..... 3 fr.

DONNÉ (AL.). — **Hygiène des gens du monde.** 2e *édition*, 1 vol. in-18 jésus de 448 pages.... 3 fr. 50

DUCHENNE (G.-B.) de BOULOGNE. — **Mécanisme de la physionomie humaine,** ou Analyse électro-physiologique de l'expression des passions. 2e *édition*, 1 vol. in-8, avec 9 planches photographiées représentant 144 figures.................................. 20 fr.

— Le même, édition de luxe. 2e *édition*, 1 vol. in-8, avec atlas composé de 74 pl. photographiées, et de 9 pl. représentant 144 fig. Ensemble. 2 vol. in-8, cart. 68 fr.

— Le même, grande édition in-folio, formant 84 pl. de texte in-folio à 2 col., et 84 planches tirées d'après les clichés primitifs, dont 74 sur plaques normales. 200 fr.

L'École de Salerne, traduction en vers français par Ch. MEAUX SAINT-MARC, avec le texte latin, précédée d'une introduction par le Dr Ch. DAREMBERG, professeur à la faculté de médecine de Paris, et suivie de commentaires. 1 vol. in-18 jésus de 600 pages avec 7 fig. 7 fr.

Le même, papier de Hollande, tiré à 100 ex... 14 fr.

FONSSAGRIVES. — **Hygiène alimentaire** des malades, des convalescents et des valétudinaires, ou du régime envisagé comme moyen thérapeutique, par J.-B. FONSSAGRIVES, professeur à la Faculté de médecine de Montpellier. 3e *édition*. 1 vol. in-8.......... 9 fr.

— **Hygiène et assainissement des villes**: Campagnes et villes; conditions originelles des villes; rues; quartiers; plantations; promenades; éclairage; cimetières; égouts; eaux publiques; atmosphère; population; salubrité; mortalité; institutions actuelles d'hygiène municipale; indications pour l'étude de l'hygiène des villes. 1 vol. in-8.............................. 8 fr.

FAU. — **Anatomie artistique** élémentaire du corps humain, par le docteur J. FAU. 5e *édition*, in-8, figures noires.. 4 fr.

— Le même, figures coloriées.................. 10 fr.

FERRAND. — **Premiers secours aux empoisonnés,** aux noyés, aux asphyxiés, aux blessés, en cas d'accident, et aux malades en cas d'indisposition subite. 1 vol. in-18 jésus de 288 p., avec 86 figures.... 3 fr.

FOVILLE (Ach.), — **Les aliénés.** Étude pratique sur la législation et l'assistance qui leur sont applicables, par Ach. FOVILLE fils, médecin de l'asile des Quatremares. 1 vol. in-8...................................... 3 fr.

PHYSIOLOGIE ET HYGIÈNE (suite)

GALOPEAU. — **Manuel de pédicure,** ou l'art de soigner les pieds. 1 vol. in-18, avec 28 fig........ 2 fr.

GROS (C.-H.). — **Mémoires d'un estomac,** écrit par lui-même pour le bénéfice de tous ceux qui mangent et qui lisent, par le docteur C.-H. Gros, médecin en chef de l'hôpital de Boulogne-sur-Mer. 2e *édition,* 1 volume in-18 jésus.. 2 fr.

HUFELAND (C.-W.). — **L'Art de prolonger la vie,** ou la Macrobiotique. Nouvelle édition française, augmentée de notes par le docteur J. Pellagot. 1 vol. in-18 jésus de XIV-640 p...................... 4 fr.

HURTREL D'ARBOVAL. — **Dictionnaire de médecine, de chirurgie et d'hygiène vétérinaires,** édition entièrement refondue et augmentée de l'exposé des faits nouveaux observés par les plus célèbres praticiens français et étrangers, par Zundel, vétérinaire supérieur d'Alsace-Lorraine. *Ouvrage complet.* 3 vol. gr. in-8 à deux colonnes, avec 1600 fig....... 60 fr.

JOLLY. — **Le Tabac et l'Absinthe,** leur influence sur la santé publique, sur l'ordre moral et social, par le docteur Paul Jolly, membre de l'Académie de médecine. 1 vol. in-18 jésus de 216 pages........ 2 fr.

KUSS et DUVAL. — **Cours de physiologie,** d'après l'enseignement du professeur Kuss, par le docteur Mathias Duval, professeur agrégé à la Faculté de médecine. 4e *édition,* 1 volume in-18 jésus, avec 178 figures, cart.. 8 fr.

LAYET. — **Hygiène des professions et des industries,** par Alexandre Layet, professeur à la Faculté de médecine de Bordeaux. 1 vol. in-18 jésus....... 5 fr.

LE BLOND. — **Manuel de gymnastique hygiénique et médicale,** comprenant la description des exercices du corps et leurs applications au développement des forces, à la conservation de la santé et au traitement des maladies, par le docteur N.-A. Le Blond, avec une introduction par M. le docteur Bouvier. 1 vol. in-18 jésus, avec 80 fig........................ 5 fr.

LÉVY. — **Traité d'hygiène publique et privée,** par Michel Lévy, membre de l'Académie de médecine. *Sixième édition,* 2 vol. gr. in-8, avec fig....... 20 fr.

LOMBARD. — **Les stations sanitaires au bord de la mer et dans les montagnes,** les stations hivernales. Choix d'un climat pour prévenir et guérir les maladies. 1 vol. gr. in-8.......................... 2 fr.

MAGNE. — **Hygiène de la vue,** par le docteur A. Magne. 4e *édition,* 1 vol. in-18 jésus de 350 pages, avec 30 figures.. 3 fr.

PERRUSSEL (Henri). — **Cours élémentaire d'hygiène,** 1 vol. in-18 jésus, cart.............. 1 fr. 25

PIESSE. — **Des odeurs, des parfums et des cosmétiques,** histoire naturelle, composition chimique, préparation, recettes, industrie, effets physiologiques et hygiène, par S. Piesse, chimiste-parfumeur à Londres. 2e *édition* française avec le concours de MM. F. Chardin-Hadancourt et Henri Massignon, 1 vol. in-18 jésus de XXXVI-580 pages, avec 92 figures........ 7 fr.

RÉVEILLÉ-PARISE. — **Guide pratique des goutteux** et des rhumatisants, par J. H. Réveillé-Parise, membre de l'Académie de médecine. *Édition* entièrement refondue et mise au niveau des découvertes et des méthodes nouvelles concernant la nature et le traitement de ces deux affections, par le docteur E. Carrière, 1 vol. in-18 jésus.............................. 3 fr. 50

— **Physiologie et hygiène** des hommes livrés aux travaux de l'esprit. *Édition* entièrement refondue et mise au courant des progrès de la science par le docteur Éd. Carrière, lauréat de l'Institut. 1 vol. in-18 jésus.. 4 fr.

SAINT-VINCENT. — **Nouvelle médecine des familles** à la ville et à la campagne, à l'usage des familles, des maisons d'éducation, des écoles communales, des curés, des sœurs hospitalières, des dames de charité et de toutes les personnes bienfaisantes qui se dévouent au soulagement des malades : remèdes sous la main, premiers soins avant l'arrivée du médecin et du chirurgien, art de soigner les malades et les convalescents, par le docteur A.-C. de Saint-Vincent. 5e *édition,* 1 vol. in-18 jésus de 448 pag., avec 142 figures. Cart.............................. 3 fr. 50

SALVERTE. — **Des sciences occultes,** ou Essai sur la magie, les prodiges et les miracles. *Troisième édition,* précédée d'une Introduction par Émile Littré, 1 vol. grand in-8 de 550 pag. avec un portrait. 7 fr. 50

SOUBEIRAN. — **Nouveau dictionnaire des falsifications** et des altérations des aliments, des médicaments et de quelques produits employés dans les arts l'industrie et l'économie domestique, par J.-Léon Soubeiran, professeur à l'École de pharmacie de Montpellier 1 vol. gr. in-8, avec 218 fig., cart................ 14 fr.

www.ingramcontent.com/pod-product-compliance
Ingram Content Group UK Ltd.
Pitfield, Milton Keynes, MK11 3LW, UK
UKHW020244220726
13923UKWH00002B/812

9 782019 258290